INÉS MARÍA COMINO SANZ
Graduada en Enfermería por la Universidad de Jaén, ha realizado el Máster Universitario en Investigación en Salud de la Universidad de Lleida, el Máster en Integración en Cuidados y Resolución de Problemas Clínicos en Enfermería de la Universidad de Alcalá y el título de Experto en Enfermería Geriátrica en la Universidad Nacional de Educación a Distancia. Forma parte del Centro de Investigación Biomédica en Red en el área temática de Fragilidad y Envejecimiento Saludable (CIBERFES).

CLARA SÁNCHEZ PABLO
Graduada en Enfermería por la Universidad Pontificia de Comillas de Madrid, ha realizado el Máster Universitario en Investigación en Salud de la Universidad de Lleida, título de Experto en Investigación en Servicios de Salud y Enfermedades Crónicas, y posee el diploma de especialización en Asistencia Inicial a Urgencias y Emergencias por la Universidad de Salamanca. Miembro de la Red de Investigación en Servicios de Salud en Enfermedades Crónicas (REDISSEC).

Inés María Comino Sanz y Clara Sánchez Pablo

Envejecimiento saludable

MÁS QUE SALUD
COLECCIÓN EDITADA CONJUNTAMENTE CON EL INSTITUTO DE SALUD
CARLOS III

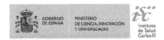

ESTE LIBRO PRESENTA RESULTADOS Y/O INVESTIGACIÓN INDEPEN-
DIENTES. LAS OPINIONES EXPRESADAS SON LAS DEL AUTOR(ES) Y NO
REPRESENTAN NECESARIAMENTE LA POSICIÓN OFICIAL DEL INSTITU-
TO DE SALUD CARLOS III.

DISEÑO DE CUBIERTA: PSD

© INÉS MARÍA COMINO SANZ Y CLARA SÁNCHEZ PABLO, 2018

© INSTITUTO DE SALUD CARLOS III, 2018
 MONFORTE DE LEMOS, 5
 28029 MADRID
 TEL. 91 822 20 00
 WWW.ISCIII.ES

© LOS LIBROS DE LA CATARATA, 2018
 FUENCARRAL, 70
 28004 MADRID
 TEL. 91 532 20 77
 WWW.CATARATA.ORG

ENVEJECIMIENTO SALUDABLE

ISBN: 978-84-9097-427-8
DEPÓSITO LEGAL: M-35.362-2018
IBIC: PDZ/V/MB
NIPO: 06218001X

ESTE LIBRO HA SIDO EDITADO PARA SER DISTRIBUIDO. LA INTENCIÓN
DE LOS EDITORES ES QUE SEA UTILIZADO LO MÁS AMPLIAMENTE POSI-
BLE, QUE SEAN ADQUIRIDOS ORIGINALES PARA PERMITIR LA EDICIÓN
DE OTROS NUEVOS Y QUE, DE REPRODUCIR PARTES, SE HAGA CONSTAR
EL TÍTULO Y LA AUTORÍA.

ÍNDICE

INTRODUCCIÓN. EL ENVEJECIMIENTO COMO PARTE DE LA VIDA 7

CAPÍTULO 1. BUEN ESTADO DE SALUD: PREVENCIÓN Y PROMOCIÓN DE LA SALUD 17

CAPÍTULO 2. MOVERSE Y NO CAERSE. CAÍDAS Y FRAGILIDAD 22

CAPÍTULO 3. DORMIR BIEN 32

CAPÍTULO 4. COMER Y BEBER CON SEGURIDAD 43

CAPÍTULO 5. MEJOR SIN DOLOR 52

CAPÍTULO 6. LA INCONTINENCIA URINARIA 64

CAPÍTULO 7. DETERIORO COGNITIVO. ACTIVA TU MENTE 74

CAPÍTULO 8. SIN ANSIEDAD NI DEPRESIÓN 85

CAPÍTULO 9. INDEPENDENCIA Y AUTONOMÍA 93

CAPÍTULO 10. VINCULACIÓN Y PARTICIPACIÓN SOCIAL 100

CONCLUSIÓN 105

BIBLIOGRAFÍA 109

INTRODUCCIÓN
EL ENVEJECIMIENTO COMO PARTE DE LA VIDA

> "Envejecer es todavía el único medio que se
> ha encontrado para vivir mucho tiempo".
> SAINTE BEUVE

Para muchas generaciones ha sido un sueño el deseo de poder vivir más años. Hoy día, muchas personas han visto cumplido este anhelo ya que ha habido un avance en la ciencia y en la medicina, paralelo a un desarrollo social tanto a través del progreso de políticas sociales como de los servicios prestados por el Sistema Nacional de Salud, que han brindado oportunidades de bienestar.

Junto a esto, es importante la concienciación de las personas sobre la trascendencia de vivir de manera saludable, lo que ha derivado en un aumento de la esperanza de vida y en un retraso en la llegada a la vejez.

Considerando la esfera personal del envejecimiento, cada vez hay más personas mayores que llegan a edades avanzadas y en buenas condiciones. Esto se debe a que existe un grupo numeroso de mayores que se mantienen activos y sanos cuidándose para alcanzar la máxima independencia y autonomía. Aunque la vejez y el envejecimiento han sido tradicionalmente abordados como un proceso de desvinculación, en el cual las personas mayores se retiran de la vida activa, realmente este proceso es individual y característico, ya que todos envejecemos de diferente manera. Las inquietudes de nuestros mayores reflejan que saber envejecer es una tarea pendiente a lo largo de la vida, ya que todos queremos gozar de buena salud, participar y tener un papel distinguido en la sociedad. Teniendo en cuenta el ámbito social, el envejecimiento de la población es uno de los principales retos a los que se enfrentarán las sociedades desarrolladas en las próximas décadas, ya que implica cambios en la sanidad, el consumo y la economía del país. Por ese motivo, la sociedad debe apoyar una "cultura" de envejecimiento activo y saludable que permita que los mayores sufran menos por discapacidades crónicas, tengan una atención sanitaria y social mejor y más eficaz y se reduzcan las situaciones de soledad, manteniendo la independencia y la calidad de vida.

Tanto las administraciones como los ciudadanos tenemos la responsabilidad de mantener el Estado de bienestar. Actualmente, tanto el sistema de pensiones como la sanidad o las ayudas a la dependencia están pasando por momentos críticos y vulnerables, que afectan fundamentalmente a las personas mayores.

Este reto social también se ve reflejado en las inquietudes de la investigación en diversas disciplinas científicas. Se ha demostrado que tener buenos hábitos de vida, realizar ejercicio físico, cuidar la nutrición, mantener la mente activa, seguir aprendiendo, relacionándose, etc., contribuye a alargar la vida, haciéndola más provechosa y placentera.

Además, una de las ideas principales de las teorías del envejecimiento es que envejecer de forma saludable no solo depende de los factores biológicos, sino también de factores externos —sociales, psicológicos o emocionales— que intervienen en el proceso. Por ese motivo, resulta fundamental estimular y proporcionar una vida saludable y activa en todas las dimensiones, no únicamente durante las edades más avanzadas.

¿POR QUÉ NO ENVEJECEMOS TODOS DE LA MISMA MANERA?

Los cambios que componen el envejecimiento e intervienen en él son complejos. De manera fisiológica, está asociado a la acumulación de una gran variedad de transformaciones en las moléculas y células del organismo. Con el paso del tiempo, estos cambios van reduciendo de forma gradual las reservas fisiológicas, haciendo que aumente el riesgo de muchas enfermedades y disminuya de forma generalizada la capacidad del individuo.

Estas modificaciones no son lineales, ni similares. Mientras que algunas personas de 70 años gozan de un buen funcionamiento físico y mental, otras presentan fragilidad o requieren de un apoyo considerable para poder satisfacer sus necesidades básicas. Por un lado, se debe a que muchos de los mecanismos del envejecimiento son aleatorios: no todas las personas los sufren y pueden no sufrirlos al mismo tiempo. Por otro lado, estos cambios están fuertemente ligados al entorno que rodea a la persona y a su actitud de mantenerse activa y saludable.

Más allá de las pérdidas biológicas, con frecuencia la vejez conlleva otros cambios importantes y que son menos visibles, como es el cambio de rol o posición social.

Así, existe una gran variabilidad entre los individuos, que tiende a ser más heterogénea a medida que se envejece y afecta al funcionamiento en todas las esferas de la vida: psicológica, fisiológica y social. Se considera que nuestro modo de envejecer está determinado en un 25% por los factores genéticos, es decir, una persona cuyos ascendientes han sido longevos tiene posibilidades de serlo, y en un 75% por nuestros hábitos y los factores ambientales.

En líneas generales, se puede hablar de tres tipos de envejecimiento:

- Usual, normal o primario, cuando se desarrolla sin enfermedades asociadas.
- Patológico o secundario, si se dan cambios que no forman parte del envejecimiento natural, sino que son consecuencia de enfermedades.
- Óptimo, cuando se dan las mejores condiciones posibles tanto físicas como psicológicas o sociales, reduciendo la presencia de enfermedades.

¿QUÉ SIGNIFICA ENVEJECER?

Con el paso de los años, el cuerpo va padeciendo una sucesión de cambios morfológicos y funcionales en cada uno de los órganos y sistemas; el ritmo de cambio es variable en función de cada individuo. Son los cambios normales del proceso de envejecimiento, que no son una enfermedad, sino lo que coloquialmente se conoce como "achaques de la edad".

Si comenzamos por lo más evidente, la apariencia física se ve modificada por una pérdida de estatura que se relaciona con una curvatura de la columna vertebral (cifosis) y una reducción en los discos vertebrales. Además, la piel pierde elasticidad y aparecen arrugas, hay alteraciones en la marcha y el pelo cambia de color. También se producen cambios en la composición corporal, siendo los más significativos la pérdida de masa muscular (sarcopenia) y de masa ósea (osteoporosis), que se traducen en pérdida de fuerza y mayor riesgo de fracturas. Asimismo, se reduce la proporción de agua corporal. En referencia a los órganos de los sentidos, destacan los relativos al oído, con pérdida de audición, y la vista, con disminución de visión debido a cataratas, aumento de la presión ocular o glaucoma, alteraciones en la retina en personas diabéticas o degeneración de la mácula asociada a la edad.

Igualmente, podemos encontrar otros cambios que atañen a los distintos órganos y sistemas: una rigidez mayor en las arterias, una disminución en la función renal, dificultad para masticar o una tolerancia menor a la glucosa. Otros, como la atrofia cerebral, la pérdida de reflejos mentales o de la memoria reciente, son difíciles de atribuir al envejecimiento normal o a uno patológico.

Si tenemos en cuenta los aspectos psicológicos, no podemos olvidar que las personas mayores han vivido muchas experiencias a lo largo de su vida que inevitablemente van a repercutir en su estado emocional y afectivo. En la mayoría de ocasiones, los cambios de comportamiento son apreciables, pero es difícil determinar en qué medida son consecuencia de un deterioro neurológico y mental o se deben al cambio de situación social, psicológica y fisiológica. Así pues, no le damos importancia a las emociones y sentimientos porque creemos que son obvias, pero hay que prestarles atención. Y aunque es un tema poco estudiado, hasta el momento no existe prueba alguna de que la vida afectiva de los ancianos sea mejor o peor que la de los jóvenes.

La concepción de la vejez ha ido cambiando a lo largo de la historia de las civilizaciones, y aunque la intención de este libro no es profundizar en este aspecto, sí conviene tener en cuenta que las diferentes condiciones socioculturales han ido proporcionando diversos cuidados a los ancianos.

Para nuestros primeros antepasados, la vejez era un estadio que pocos alcanzaban debido a las duras condiciones del hábitat, pero el trato dependía de la tribu y podía ser muy diferente: en algunas, el anciano era eliminado o abandonado, mientras que en otras se los aceptaba y respetaba. En las civilizaciones antiguas, donde destacaba la escuela hipocrática, la vejez empezaba a partir de los 50 años y era consecuencia del desequilibrio de los "humores". En cuanto al rol del anciano en estas sociedades, existían dos concepciones: por un lado, Aristóteles creía que las personas mayores debían ser apartadas del poder, mientras que Platón abogaba por la gerontocracia, ya que creía que en la vejez se reunían más conocimientos y las personas se acercaban más a la verdad.

En la Edad Media hubo un retroceso en la evolución social y, por tanto, en la situación de los ancianos. Seguidamente, la Edad Moderna destaca por tendencias totalmente diferentes: una religiosa y espiritualista y otra materialista. En la primera, la vejez era el momento de asegurar la salvación del cuerpo y del alma. En la segunda, se criticaba a los ancianos que se enriquecían y acaparaban el poder. En España, en aras de la visión religiosa, aparecieron dos comunidades religiosas: las Hijas de la Caridad y los Hermanos de San Juan de Dios. Estas comunidades se ocupaban de las personas ancianas y enfermas basándose en planteamientos caritativos (Carretero Orcoyen et al., 2015).

Como refleja el Libro Blanco del Envejecimiento Activo del Ministerio de Sanidad y Política Social, "en la actualidad Europa envejece de forma progresiva y rápida, estamos en el inicio de un fenómeno nuevo, que está trastocando nuestra estructura demográfica y que tiene amplias repercusiones sociales, económicas y culturales. Se trata de una revolución silenciosa que avanzará a lo largo del siglo XXI y que demanda cambios inmediatos e importantes en nuestra sociedad".

Como vemos, estamos viviendo una época de transformación social caracterizada por cambios en la demografía ligados a avances en la ciencia y modificaciones en los estilos de vida, así como a entornos accesibles que han hecho que nuestra vida sea más larga y, de manera contraria, haya menos nacimientos. Este podría considerarse uno de los logros más relevantes en la humanidad.

¿CUÁNTOS AÑOS PODEMOS VIVIR?

Según la Organización Mundial de la Salud (OMS), la esperanza de vida es "el número medio de años que una persona puede prever que vivirá si se mantienen en el futuro las tasas de mortalidad por edad del momento en la población". En España, entre 1994 y 2016, la esperanza de vida de los hombres ha pasado de 74,4 a 80,4 años, y la de las mujeres, de 81,6 a 85,9 años (gráfico 1).

GRÁFICO 1
EVOLUCIÓN DE LA ESPERANZA DE VIDA AL NACER

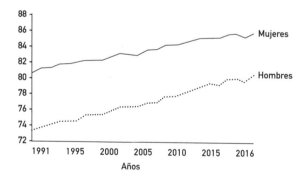

Fuente: Tablas de mortalidad INE (datos de 2016 provisionales).

¿Cuántos años vivirán quienes nazcan en 2031? Según las proyecciones (INE, 2017), 83,2 años los hombres y 87,7 las mujeres, lo que supone una ganancia respecto a los valores actuales de 3,3 y de 2,3 años, respectivamente. ¿Y quienes nazcan en 2065? Los hombres, 88,6 años, y las mujeres, 91,6 años (gráfico 2).

En los últimos cien años, ser anciano se ha transformado en un problema social importante porque, hasta ahora, la sociedad no estaba acostumbrada a que un porcentaje tan alto de la población alcanzara una edad tan avanzada. De esta forma, y asumiendo la realidad, el Estado de bienestar debe garantizar, poniendo todos los medios disponibles, que los individuos consigan disfrutar de una vida plena y satisfactoria; esta es una tarea de todos.

GRÁFICO 2
PROYECCIÓN DE LA ESPERANZA DE VIDA AL NACER

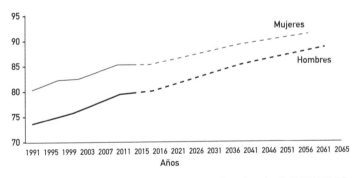

Fuente: Proyecciones de población 2016-2065 (INE).

¿A QUÉ EDAD EMPIEZA LA VEJEZ?

El envejecimiento se define como "el conjunto de transformaciones y cambios que aparecen en el individuo a lo largo de su vida: es la consecuencia de la acción del tiempo sobre los seres vivos. Estos cambios son: bioquímicos, fisiológicos, morfológicos, sociales, psicológicos y funcionales". Esta definición pone de manifiesto un cambio de sensibilidad que considera el envejecimiento como un periodo de oportunidades y una experiencia positiva vinculada al ciclo vital. De esta manera, se considera la vejez "un estado caracterizado por la pérdida de capacidad de la persona para adaptarse a los factores que influyen en ella" y la senilidad "el proceso de deterioro físico y mental que acompaña a la vejez".

Por lo tanto, el envejecimiento es un proceso irreversible en el cual hay una modificación continua que involucra todas las dimensiones del ser humano. Es una experiencia única, individual y universal que se convierte en la principal estrategia para afrontar los cambios.

No debemos olvidarnos de la palabra "anciano". Al tratarse de un término muy subjetivo, resulta difícil delimitar a partir de cuándo una persona lo es, aunque en la sociedad occidental se relacione, de forma generalizada, con jubilación y, por tanto, la edad oscile entre 60 y 65 años, según el país.

Teniendo en cuenta estos conceptos, la edad efectiva de una persona puede establecerse según diversas consideraciones que permiten diferenciar cuatro tipos de edades. La edad cronológica, que se define por el hecho de haber cumplido un determinado número de años, constituye un dato importante, pero no determina la condición de la persona, ya que lo esencial no es el transcurso del tiempo, sino la calidad del tiempo transcurrido, los acontecimientos vividos y las condiciones ambientales que la han rodeado. De esta forma, se ha convenido que la edad cronológica para entrar a formar parte de este colectivo empieza a los 65 años.

La edad fisiológica queda definida por la afectación física del individuo, es decir, el envejecimiento y grado de deterioro de los órganos y tejidos. Los cambios se producen de manera gradual: lentos e inapreciables al inicio del proceso, van aumentando de manera progresiva. A nivel psíquico es difícil establecer las diferencias entre los individuos de edad madura y los individuos ancianos. La edad psíquica está influida por los acontecimientos externos de la vida de cada persona, así como por los acontecimientos sociales y afectivos que hacen reaccionar a cada persona,

sus circunstancias y su experiencia vital. Respect
es difícil establecer el rol individual que se debe c
sociedad, ya que los límites de esta edad varían e
necesidades económicas y políticas del momento.

La OMS, en su documento "Envejecimiento a ....
político" (2002), define el paradigma del envejecimiento activo como "el proceso de optimización de las oportunidades de salud, participación y seguridad con el fin de mejorar la calidad de vida a medida que las personas envejecen. Se aplica tanto a los individuos como a los grupos de población. Permite a las personas realizar su potencial de bienestar físico, social y mental a lo largo de todo su ciclo vital y participar en la sociedad de acuerdo con sus necesidades, deseos y capacidades, mientras que les proporciona protección, seguridad y cuidados adecuados cuando necesitan asistencia". De esta manera, el término "activo" hace referencia a la participación de las personas mayores en todas las esferas de la vida. Se trata de seguir participando en la vida social en la medida de nuestras posibilidades.

La OMS también afirma que son necesarias herramientas útiles que contrarresten el fenómeno del envejecimiento de la población. Por tanto, es necesaria la inclusión de estas en los programas de envejecimiento activo de las políticas, programas y proyectos del adulto mayor.

En este mismo documento se han establecido siete determinantes de envejecimiento activo. El primero está relacionado con el género y la cultura, que son aspectos importantes porque ejercen una influencia directa en los demás determinantes. El segundo es la salud y el sistema de servicios sociales, los cuales tienen que ver con la promoción de la salud, la prevención de las enfermedades y el acceso equitativo a los servicios sanitarios. El tercero trata los factores económicos, como los ingresos, el trabajo y la protección social. El cuarto es el ambiente físico, ya que sabemos que no son iguales las condiciones de una persona que puede caminar y moverse que las de alguien que vive en casa sin contacto social. El quinto son los factores personales, relacionados con los cambios biológicos y genéticos que ocurren con el envejecimiento, como la memoria, la velocidad de aprendizaje y el tiempo de acción. El sexto son los factores comportamentales, que dependen de la alimentación saludable, la actividad física y la medicación de cada persona. El séptimo y último determinante son los factores de ambiente social, referidos a las oportunidades para la educación y el aprendizaje.

Además, la OMS en su documento "Envejecimiento activo: un marco político" (2002) indica cinco pautas necesarias para potenciar ese envejecimiento activo:

1. Tener buena salud: prevención y promoción de la salud.
2. Tener un buen funcionamiento físico: mantener la actividad y realizar ejercicio físico.
3. Tener un buen funcionamiento mental: mantenimiento de la capacidad mental y aprendizaje.
4. Ser independiente y autónomo: prevención específica de la discapacidad y la dependencia.
5. Vinculación y participación social: promover y mantener la actividad y la integración social.

De manera generalizada, podemos decir que el envejecimiento es un proceso que se desarrolla a lo largo de nuestra vida y va más allá de una cifra cronológica. Para tener un envejecimiento activo son necesarios tres puntos clave: disminuir los factores de riesgo que pueden desembocar en el desarrollo de enfermedades, conservar un buen estado de salud física y mental e intervenir de forma activa en la sociedad. Estas son acciones imprescindibles para mantener la autonomía y la independencia. Para ello, hay que contar, a nivel individual, con el compromiso y la responsabilidad de las personas y, a nivel político, con la creación de políticas que protejan el bienestar y la calidad de vida de las personas.

A modo de resumen, envejecer en un proceso complejo en el que, además de los aspectos físicos de la persona, hay que tener en cuenta otras características no tan visibles, pero no por ello menos importantes; como el contexto donde la persona hace su vida, su experiencia, intereses, problemas, necesidades y logros conseguidos.

CAPÍTULO 1
BUEN ESTADO DE SALUD: PREVENCIÓN Y PROMOCIÓN DE LA SALUD

Tanto la prevención como la promoción de la salud tienen un papel importante para ganar años de vida saludable. La esperanza de vida en España ha aumentado considerablemente, y se ha situado entre una de las más altas del mundo. En cambio, si se habla de esperanza de vida con buena salud, algunos países siguen sacando una gran ventaja.

El incremento en la esperanza de vida ha hecho necesario que las personas adopten hábitos y estilos de vida saludables con el fin de evitar o retrasar la aparición de enfermedades y discapacidades a lo largo de su vida. En el ámbito de la salud pública se han iniciado programas con el objetivo de mejorar la salud de la población, estrategias que han resultado eficaces y rentables. También en el ámbito internacional se han tomado medidas: la OMS elaboró la "Carta de Ottawa para la promoción de la salud" (OMS, 1986). En ella se define este concepto como "el proceso que permite a las personas incrementar el control sobre su salud para mejorarla". Dentro de este marco, se establece que "para alcanzar un estado adecuado de bienestar físico, mental y social, un individuo o grupo debe ser capaz de identificar y realizar sus aspiraciones, de satisfacer sus necesidades y de cambiar o adaptarse al medioambiente". Así, cobra importancia considerar la salud como un recurso para progresar a nivel social, económico e individual y no como un objetivo de la vida.

Para conseguirlo, es necesario capacitar a los individuos y a la comunidad, facilitando el acceso a la información (higiene básica, dieta equilibrada, actividad física, actividades de ocio saludables, etc.), al desarrollo de habilidades prácticas (saber relajarse, evitar malos hábitos, etc.) y a la potenciación de la responsabilidad en las elecciones sobre la propia salud.

Por tanto, la promoción de la salud, que comprende la educación sanitaria y el asesoramiento sobre las condiciones favorables de vida, no es solo responsabilidad de los profesionales de la salud, sino una estrategia que vincula a la población con sus entornos y que tiene como objetivo crear un futuro saludable combinando la elección personal con la responsabilidad social. Este fomento de la salud debe iniciarse antes del nacimiento del individuo y estar presente en cada una de las etapas de la vida de este (niñez, adolescencia, edad adulta y vejez).

Actualmente, la educación para la salud es una de las principales herramientas para promover la salud desde múltiples perspectivas. La OMS la define en el documento "Glosario de promoción de la salud" como una "actividad diseñada para ampliar el conocimiento de la población en relación a la salud y desarrollar conocimientos, actitudes y habilidades que promuevan la salud". La educación para la salud es un método eficaz para concienciar a la población sobre los determinantes sociales, ambientales y económicos que pueden incidir en la relación salud-enfermedad. También se puede utilizar como un mecanismo que fomente la acción social y la participación activa de las comunidades en un proceso de cambio social respecto a la salud, e incluso como sistema de promoción del uso adecuado de la asistencia sanitaria.

Es importante saber que la implantación de programas de educación para la salud desde edades tempranas supone una de las estrategias más eficaces y rentables para conseguir que se adopten estilos de vida que intensifiquen la adquisición de hábitos saludables. Esto se debe a la mayor capacidad de aprendizaje y de asimilación de costumbres de los primeros años de la vida, así como a la menor prevalencia de comportamientos que implican riesgos para la salud.

A día de hoy, se ha producido un gran avance tanto en el desarrollo y puesta en marcha de intervenciones dirigidas a promocionar la salud como en la prevención de enfermedades, lesiones y discapacidad. Dichas intervenciones comprenden todos los aspectos necesarios, como la actividad física, la alimentación, el tabaco, el alcohol, el bienestar emocional y los entornos en los que vive la población.

Conceptos clásicos en el ámbito de la salud como "ausencia de enfermedad" o "estado de completo bienestar físico, mental y social" dieron paso a otro concepto más consolidado definido por Salleras (1985) como "el logro del más alto nivel de bienestar físico, mental, social y de capacidad de funcionamiento que permitan los factores sociales en los que vive inmerso el individuo y la colectividad". Salleras plantea el transcurso de salud-enfermedad como un proceso continuo y dinámico que depende de diversos factores individuales y sociales. Existen cuatro determinantes clásicos de la salud: biología, entorno, sistema sanitario y hábitos de vida. Este último es el que influye en mayor medida en el nivel de salud alcanzado.

LA IMPORTANCIA DE LA PREVENCIÓN

Las enfermedades crónicas son las causantes del 86% de las muertes y del 77% de las pérdidas de salud que experimenta la población debido a la existencia de alguna/s enfermedad/es o lesión/es (carga de enfermedad), y son la principal causa de mortalidad y morbilidad. Por otra parte, las principales causas de enfermedad, tanto a nivel mundial como en nuestro entorno, tienen unos determinantes y factores de riesgo comunes, y abordarlos de forma conjunta e integral intensifica el impacto tanto de las acciones de promoción y prevención como de su eficiencia.

La prevención consiste en poner en marcha las estrategias necesarias que permitan anticiparse a situaciones no deseadas con el fin de promover el bienestar y evitar la aparición de enfermedades.

El proceso natural de las enfermedades se divide en tres periodos diferentes: prepatogénico, patogénico y de resultados.

El primero de ellos, el periodo prepatogénico, comienza en el momento en el que el individuo está expuesto a los factores de riesgo o desencadenantes de una enfermedad o lesión. Es importante saber que hay algunos factores de riesgo, como la edad y el sexo, que no pueden ser modificados por intervenciones preventivas.

A esta primera etapa del proceso de la enfermedad le sigue el periodo patogénico. Este periodo se divide a su vez en dos fases: la fase presintomática, en la que la persona no presenta ninguna sintomatología, y la fase clínica, en la que ya se empiezan a ver algunos signos y síntomas propios de la enfermedad.

Por último, está el periodo de resultados. En él, la enfermedad está en sus estadios más avanzados y se pueden predecir sus consecuencias, lo que puede conducir a la cronicidad de dicha enfermedad, a la incapacidad o incluso a la muerte de la persona.

Existen diferentes niveles de prevención en salud según la OMS:

- La prevención primaria es el conjunto de intervenciones que se llevan a cabo antes de que la enfermedad esté presente, para tratar de controlar o eliminar factores de riesgo o etiológicos de la enfermedad. El fin último es que la enfermedad no llegue a aparecer.
- La prevención secundaria se pone en marcha cuando la prevención primaria no ha tenido éxito. Está destinada a diagnosticar, tratar y eliminar la enfermedad precozmente.
- La prevención terciaria comprende todas aquellas intervenciones que intentan dar tratamiento y rehabilitación a una enfermedad ya establecida, con el objetivo de ralentizar la progresión de la misma y evitar que puedan surgir

nuevas complicaciones o que se produzca un agravamiento de las ya presentes.

En definitiva, el propósito de la prevención en salud frente a la enfermedad es que esta no llegue a aparecer, que se haga desaparecer y que se capacite a la persona con las habilidades necesarias para que pueda paliar o poner remedio a las lesiones que se producen a consecuencia de la misma.

CAPÍTULO 2
MOVERSE Y NO CAERSE. CAÍDAS Y FRAGILIDAD

Martín es un hombre de 72 años. Es hipertenso, está jubilado y, aunque conserva todas sus facultades a excepción de la pérdida de visión que padece desde hace varios años —motivo que le obliga a utilizar gafas—, sufrió una caída en el salón de su casa. A pesar de conocer perfectamente cada rincón y cada elemento de la decoración, al levantarse del sillón para ir al baño tropezó con la alfombra y cayó al suelo, golpeándose diferentes partes de su cuerpo con varios objetos cercanos. Finalmente, gracias a que su mujer estaba en casa en ese momento, pudieron avisar a los servicios de emergencia rápidamente y recibir atención médica especializada durante el trayecto y en su hospital de referencia.

Aunque no conozcamos a Martín, la historia nos resultará familiar. Según la OMS, en el año 2018 "las cifras respecto a la incidencia de caídas a nivel mundial resultan alarmantes, ya que se calcula que cada año se producen aproximadamente 37,3 millones de caídas cuya gravedad precisa atención médica y alrededor de 424.000 personas en todo el mundo mueren cada año a consecuencia de una caída. A partir de los 65 años la probabilidad de sufrir una caída aumenta. De hecho, según muestran estudios realizados a nivel internacional, entre el 15 y el 28% de las personas de 65-75 años sufre una caída, y a partir de los 75 años el porcentaje aumenta al 35%".

Las caídas pueden ser consideradas un marcador de fragilidad, es decir, dan al anciano una mayor vulnerabilidad y predisposición a sufrir efectos adversos. La OMS incluye este tipo de eventos dentro de lo que llamamos "síndromes geriátricos", cuando se producen dos o más caídas en un periodo de un año.

Además, estas se producen de forma frecuente y pueden tener un gran impacto en la calidad de vida, tanto para la persona que las sufre como para la que la cuida. Y es que constituyen una de las principales causas de lesiones, incapacidad, ingreso en alguna institución sanitaria o sociosanitaria e, incluso en algunos casos, de muerte. Por ello, hemos considerado imprescindible dedicar especial atención en este libro a lo que se ha convertido en una prioridad: la prevención de caídas.

LA IMPORTANCIA DEL ENTORNO

Volviendo al ejemplo anterior, estamos ante un caso en el que, aunque la persona no padece importantes afecciones o enfermedades, se ha caído accidentalmente, ya que la actuación de un factor externo —en este caso, la mala colocación de una alfombra— ha provocado el tropiezo que ha desencadenado la caída de Martín. Los factores extrínsecos, también denominados factores de riesgo ambientales, son aquellos derivados de la actividad o del entorno. Estos pueden agruparse en función de dónde se encuentran: en la vivienda, en la vía pública o en los medios de transporte. Los peligros ambientales son la causa del 25% de las caídas, por lo que, para realizar una buena labor de prevención, es importante prestar atención a todos aquellos elementos que constituyen el entorno en el que la persona desarrolla su vida.

Uno de los contextos en los que se produce un mayor número de caídas es la vivienda, en la que podemos encontrarnos con suelos irregulares, deslizantes, muy pulidos, con desniveles, sin contraste de colores; una luz excesiva y brillante o insuficiente;

escaleras en las que hay una iluminación inadecuada, ausencia de pasamanos, peldaños irregulares, altos y sin descanso. También pueden encontrarse algunas zonas de la vivienda mal acondicionadas, como la cocina, con muebles demasiado altos o suelos resbaladizos. O baños mal adaptados, con un lavabo o un inodoro muy bajos para la altura de la persona, sin barras en la ducha, frente al inodoro o en los laterales. O dormitorios con camas muy altas o bajas para la altura de la persona y estrechas; cables sueltos, objetos en el suelo —que pueden ser un obstáculo al andar o al bajarse de la cama—, así como otros elementos como puertas de vidrio, paredes con grandes espejos, muebles u objetos en desorden.

En los jardines, plazas o parques —aunque sean lugares que se frecuenten con asiduidad— existe un gran riesgo de sufrir una caída, ya que se pueden encontrar aceras estrechas, desniveles y obstáculos, pavimentos defectuosos o mal conservados, semáforos de breve duración, bancos de descanso en los jardines y plazas con una altura inadecuada.

Los medios de transporte también suelen ser lugares propicios para que se produzcan caídas entre los más mayores debido a los movimientos bruscos del vehículo durante la conducción, a los escalones excesivamente altos que dificultan el acceso al medio de transporte, así como la existencia de periodos de tiempo reducidos para entrar y salir de los autobuses, metro, trenes, etc.

LAS CARACTERÍSTICAS DE LA PERSONA

El hecho de sufrir caídas de manera frecuente es un claro indicador de la existencia de factores predisponentes, como pueden ser la presencia de una o múltiples enfermedades crónicas, pérdidas sensoriales o el consumo de fármacos. Estos se conocen como "factores intrínsecos".

Algunas de las enfermedades que pueden provocar caídas tienen una alta prevalencia entre los más mayores y otras, en cambio, no son tan habituales. La tabla 1 enumera las enfermedades que favorecen las caídas según el tipo de patología.

TABLA 1

ENFERMEDADES QUE FAVORECEN LAS CAÍDAS

TIPO DE PATOLOGÍA	ENFERMEDADES
Cardiovascular	Insuficiencia cardiaca, síncope (pérdida del conocimiento), trastornos del ritmo, lesiones valvulares, enfermedad vascular periférica, hipotensión ortostática, cardiopatía isquémica, hipotensión postprandial.
Neurológica/psiquiátrica	Accidente cerebrovascular (ACV), Parkinson, deterioro cognitivo, depresión, ansiedad, crisis epilépticas, tumores intracraneales.
Del aparato locomotor	Patología inflamatoria, artrosis, osteoporosis y trastornos podológicos.
Sensorial	Patología ocular y del equilibrio.
Sistémica	Infecciones, trastornos endocrino-metabólicos y hematológicos.

Fuente: Elaboración propia a partir de E. Cruz et al. (2014).

Además, también hay determinados cambios que se experimentan durante el envejecimiento y que predisponen a la persona a sufrir una caída. Algunos de estos cambios son:

- La disminución de la agudeza visual.
- El enlentecimiento de los reflejos.
- La reducción de la circulación sanguínea y de la conducción nerviosa del oído interno.
- La disminución de la sensibilidad propioceptiva (sensación de los músculos, tendones y articulaciones que permite conocer la posición de las diferentes partes del cuerpo).
- La sarcopenia (pérdida degenerativa de la masa muscular y la fuerza a consecuencia del envejecimiento).
- La atrofia muscular y de las partes blandas (ligamentos, tendones, cápsula articular, meniscos), que produce una alteración en la marcha y el equilibrio.

Los estudios también muestran otros factores relacionados con las caídas, como son la edad, el género, la presencia de caídas previas, la incapacidad funcional, el deterioro cognitivo y el exceso de actividad física. Así, quienes tienen mayor probabilidad de caerse son personas de 80 años o más, con debilidad en los miembros, dificultad para realizar las actividades de la vida diaria o consumidores de medicación relajante.

FIGURA 3

FACTORES DE RIESGO

Intrínsecos:
- Deterioro físico
- Enfermedades que alteran la marcha o el equilibrio (Parkinson, demencias, depresión, artritis, etc.)
- Hipotensión postural
- Infección
- Trastorno visual o vestibular
- Cardiopatía
- Neuropatías periféricas
- Debilidad de los músculos de la cadera
- Problemas podológicos

Extrínsecos:
- Mobiliario inestable
- Escasa o excesiva iluminación
- Suelos rebaladizos o senivelados
- Alfombras o tapetes arrugados
- Escaleras inseguras: con peldaños altos o irregulares sin barandilla
- Calzados apretados o sueltos, suela desgastada
- Desconocimiento del lugar

Elaboración propia a partir de OPS/OMS (2002):
"Guía clínica para la atención primaria de las personas adultas mayores". p. 169.

Dicho esto, el primer paso es identificar si una persona tiene un alto riesgo de sufrir una caída. A continuación, se describen aquellos criterios que se han de tener en cuenta:

- Movilidad limitada.
- Alteración del estado de la conciencia, mental o cognitivo.
- Necesidades especiales de aseo (incontinencias).
- Déficit sensorial (visual, auditivo).
- Caídas en los últimos 12 meses.
- Medicación de riesgo.
- Edad superior a 65 años.

LAS CONSECUENCIAS DE LAS CAÍDAS

Volviendo a la caída de Martín, en el hospital fue diagnosticado con fractura de cadera. Además, presentaba varios hematomas en diferentes partes del cuerpo, por lo que necesitó hospitalización y tratamiento quirúrgico, todo ello seguido de un periodo de recuperación que le impidió llevar la vida que tenía antes. Su calidad de vida se vio afectada considerablemente, pero podría haber sido peor, ya que hay algunas personas que enferman tras una caída, o llegan incluso a morir.

Las consecuencias físicas más frecuentes son las fracturas, los cortes, los hematomas y las quemaduras. Si nos centramos en la localización de los daños, las estructuras anatómicas o partes del cuerpo que se lesionan con más frecuencia tras sufrir una caída son: cadera (50%), cabeza y cara (24%), mano (10%), hombro (9%) y tobillo (9%). En el caso de fractura de cadera, la mayoría de las personas mayores tienen una recuperación lenta.

Las caídas, además, pueden tener importantes consecuencias sociales, ya que muchas veces las personas que las sufren tienen miedo de volver a caerse. Este problema específico que se da entre los mayores es tan habitual que en 1982 Murphy e Isaacs empezaron a estudiar aquellos síntomas con los que se relacionaba ese miedo, al que llamaron "síndrome poscaída". Algo destacable que se ha descubierto desde entonces es que también suele darse en personas ancianas que aún no se han caído.

Además del miedo a caerse, alrededor del 33% de la población de edad avanzada experimenta un declive funcional después de una caída. Estas también se asocian con otras consecuencias psicológicas, como la pérdida de la autoeficacia, la evitación de la actividad y la pérdida de confianza en sí mismo. Asimismo, muchas personas mayores pueden experimentar uno o incluso más problemas emocionales como vergüenza, miedo y ansiedad.

Si pensamos en las consecuencias económicas, las caídas no solo son un problema para las familias, sino que, debido a los altos costes que se generan por la frecuencia con la que se producen entre los mayores, también constituyen un importante problema para la salud pública y la sociedad. El problema es de tal índole que la propia OMS ha categorizado estos costes en dos tipos: directos e indirectos.

FIGURA 4

EVOLUCIÓN DEL SÍNDROME POSCAÍDA

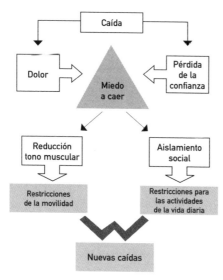

Fuente: Elaboración propia.

La OMS denomina coste directo a aquel relacionado con la atención médica, como las visitas a los profesionales de la salud, la prescripción y el consumo de medicamentos, la modificación o adaptación del hogar una vez que el paciente se ha recuperado y otros servicios que ofrece, como la rehabilitación. Por su parte, el coste indirecto incluye el de morbilidad y mortalidad de los pacientes.

Para hacernos una idea del coste medio por paciente con fractura de cadera, y según un estudio llevado a cabo en 2012, el coste de una fractura como la que sufrió Martín ascendería a 9.019 euros; el principal coste sería la hospitalización, seguido por los cuidados ambulatorios y la asistencia domiciliaria.

Tal y como hemos dicho previamente, Martín tuvo que recibir tratamiento quirúrgico. En el caso de las caídas, el tratamiento tiene como principal objetivo mejorar las enfermedades subyacentes y tratar las consecuencias derivadas de la caída. Lo más importante es prevenir las caídas sin limitar la movilidad ni la independencia para la realización de las actividades de la vida diaria, pero cuando esto no sea posible, nos limitaremos a evitar la gravedad de sus consecuencias.

LAS PRINCIPALES FORMAS DE PREVENIR LAS CAÍDAS

Las actividades preventivas pueden minimizar las consecuencias físicas o psicológicas de las caídas y evitar que se produzcan nuevos casos. Estas comprenden diferentes tipos de intervenciones que pueden incluirse dentro de los tres grupos de prevención descritos en el capítulo 1 (prevención primaria, secundaria y terciaria).

PREVENCIÓN PRIMARIA

Engloba todas aquellas medidas que tienen como fin evitar las caídas. Son aplicables a toda la población mayor. Algunas de las intervenciones para llevarlas a cabo son las campañas de educación para la salud y promoción de hábitos saludables, las medidas de seguridad del entorno o la detección precoz de factores de riesgo.

Siguiendo con el ejemplo de la caída de Martín, una medida de prevención primaria habría sido asegurarse de que todo estaba en orden en el salón, es decir, colocar la alfombra adecuadamente y de esta manera eliminar el obstáculo que le provocó la caída.

PREVENCIÓN SECUNDARIA

Se centra en identificar y reducir aquellos factores de riesgo que puedan ocasionar nuevas caídas. La valoración exhaustiva del adulto mayor en relación a las caídas y la aplicación de medidas multifactoriales son la clave del éxito para conseguir una prevención eficaz.

En el caso de Martín, la medida de prevención secundaria tras la caída sería valorar aquellos factores que podrían causar una nueva caída y modificar la distribución de la casa si fuese necesario.

PREVENCIÓN TERCIARIA

Como decíamos anteriormente, el principal objetivo de todas las estrategias de prevención de las caídas debe ser minimizar el riesgo de que estas sucedan. En cambio, la finalidad de este nivel de prevención es disminuir la presencia de incapacidades debidas a las consecuencias físicas y psicológicas de las caídas en los adultos mayores.

Teniendo en cuenta las consecuencias que sufrió Martín, su medida de prevención terciaria sería la rehabilitación, que podrá ayudarle a disminuir la incapacidad que sufre debido a las consecuencias físicas y a acelerar su recuperación.

FIGURA 5
NIVELES DE PREVENCIÓN

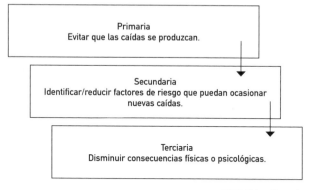

Fuente: Elaboración propia.

ACTUACIONES PREVENTIVAS EN FAMILIARES

El principal objetivo que se debe marcar es educar al paciente y a sus cuidadores en la prevención de caídas estableciendo unas medidas que les ayuden a evitar también otros posibles accidentes.

¿QUÉ MEDIDAS PREVENTIVAS PUEDO TOMAR PARA EVITAR LAS CAÍDAS?

Algunas de las medidas son conocer qué enfermedades y qué medicamentos pueden provocarlas, revisar la visión y prestar atención a los pies al caminar, utilizar un calzado adecuado y una vestimenta cómoda, realizar modificaciones del domicilio si es necesario, realizar programas de ejercicios tanto a nivel grupal como individual, reanudar actividades de la vida diaria tan pronto como sea posible tras una caída e informar al médico o enfermera de la misma, ya que en algunas ocasiones una caída puede indicar la presencia de una enfermedad de base.

Tras una caída la persona debe aprender a levantarse, rehabilitar la estabilidad y los trastornos del equilibrio, reeducar la marcha y tratar el síndrome poscaída.

CAPÍTULO 3
DORMIR BIEN

Las alteraciones del sueño son muy frecuentes en las personas de edad avanzada y suelen tener una importante repercusión a nivel social. Su manejo es complejo y, teniendo en cuenta el crecimiento exponencial de este grupo de población en nuestra sociedad, tiene una gran importancia conocer cómo son las enfermedades del sueño que les afectan y cuál debe ser su tratamiento.

La dificultad para conciliar el sueño y para dormir de forma continuada son quejas frecuentes entre las personas mayores. En los ancianos, los cambios en los patrones del sueño aparecen de forma natural y son irregulares. Estos cambios tienen diferentes repercusiones: su tiempo total de sueño disminuye, se despiertan con mayor frecuencia por la noche y estos despertares tienden a ser cada vez más largos, hay una disminución del sueño profundo y un aumento de la somnolencia y de la fatiga diurna.

El envejecimiento afecta directamente a las funciones del organismo, incluido el sueño, aunque no con la misma intensidad ni en el mismo momento. Así pues, estos cambios pueden aparecer en algunos sujetos antes y en otros después, ya que la edad cronológica no siempre va a coincidir con la edad fisiológica.

El número de horas de sueño en los mayores suele estar entre las 7 u 8 horas diarias, pero las necesidades individuales de sueño son muy variadas; oscilan entre las 3 horas y media y las 12 horas al día, aunque la mayor parte de adultos duerme entre 6 y 10 horas diarias. Habitualmente se duerme todos los días una sola vez y por la noche; sin embargo, en algunas culturas, como la mediterránea, el sueño diario puede dividirse entre un tiempo corto de sueño a mediodía (siesta) y el sueño nocturno.

Los ancianos pasan más tiempo en la cama, pero en cambio están menos tiempo dormidos, ya que se despiertan con mayor facilidad que los adultos. Consecuentemente, las personas mayores presentan un mayor grado de cansancio durante el día, una mayor tendencia a dormir la siesta y una mayor facilidad para quedarse dormidas en cualquier momento del día.

FIGURA 6

PATRONES DE SUEÑO EN EL ADULTO JOVEN Y EN EL ANCIANO

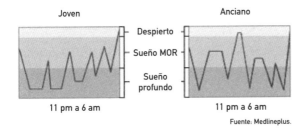

Fuente: Medlineplus.

Así, llegar a edades más avanzadas se asocia con una predisposición a acostarse y levantarse más temprano, y con una menor tolerancia a los cambios en el ritmo circadiano sueño-vigilia (ritmo biológico cuya periodicidad es alrededor de 24 horas).

Comparando el sueño de los adultos jóvenes con los adultos mayores, se observa que hay cambios que afectan a la arquitectura del sueño nocturno y al ritmo circadiano vigilia-sueño (figura 6). Estos cambios hacen que el sueño del anciano se caracterice por ser más "frágil" que el de los sujetos más jóvenes.

FASES DEL SUEÑO. EL VIAJE QUE HACEMOS CUANDO DORMIMOS

El sueño no es un proceso homogéneo, sino que se divide en varias fases (figura 7) que se organizan en ciclos que se repiten cuatro o cinco veces cada noche. Al dormir existen dos tipos de sueño: el no-REM (NREM) y el REM (*rapid eye movement*).

FIGURA 7
FASES DEL SUEÑO

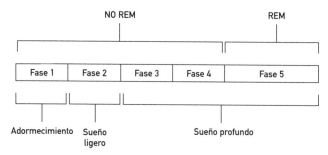

Fuente: Elaboración propia.

El sueño NREM se denomina también sueño lento. Dentro de este tipo de sueño se distinguen cuatro etapas de relajación y descanso:

- Fase I: adormecimiento. Es la transición de la vigilia al sueño, y es una etapa que dura pocos minutos. Comienza con un periodo corto de sueño que abarca aproximadamente entre el 5 y el 10% del tiempo total del sueño. En esta fase se producen algunos cambios fisiológicos tales como que el ritmo respiratorio y el latido cardiaco se hacen más lentos. Además, el sueño es fácilmente interrumpible.
- Fase II: sueño ligero. Esta fase representa más del 50% del tiempo total de sueño. En ella también tienen lugar algunos cambios: el tono muscular se hace algo más débil y se eleva el umbral del despertar. Esta se corresponde al periodo inicial del sueño propiamente dicho.

- Fase III-IV: sueño profundo. En esta fase los cambios también son llamativos. El tono muscular es débil, las frecuencias cardiaca y respiratoria y la temperatura disminuyen. Tienen lugar los sueños, así como los episodios de sonambulismo. En la fase de sueño profundo resulta difícil despertar a la persona.

La fase de sueño REM, conocida también como sueño paradójico, tiene lugar entre 70 y 120 minutos después de haber pasado por las fases NREM y se correspondería con la quinta fase. Esta destaca porque la frecuencia respiratoria y la frecuencia cardiaca se vuelven más rápidas e irregulares, hay movimientos oculares rápidos y una abolición total del tono muscular. Normalmente, representa el 20% del sueño total de una persona, aunque esta cifra es variable según la edad.

Podemos decir que el sueño es un proceso cíclico; la primera parte de la noche se caracteriza por sueño NREM y, la segunda, por periodos REM que paulatinamente se alargan, consiguiendo que en el último tramo de sueño este sea más agradable. En ocasiones, se tienen fases muy cortas de vigilia que en la mayor parte de los casos no se suelen recordar.

EL INSOMNIO Y LA NECESIDAD DE DORMIR

El ser humano dedica, de media, un tercio de su vida a dormir. Para poder restaurar el equilibrio físico y psicológico fundamental de cada persona es esencial dormir. Esta necesidad cambia según la persona y sus características, como la edad, el estado físico, el estado emocional y otros factores. El tiempo ideal de sueño es aquel que nos va a posibilitar desarrollar las actividades diarias con normalidad.

De acuerdo con las características del sueño en el anciano normal, puede ocurrir que este se queje de insomnio nocturno o somnolencia diurna. Más del 25% de las personas mayores de 60 años refieren tener un sueño inadecuado. Los trastornos del sueño son de tres a cuatro veces más frecuentes en la vejez que en la juventud, siendo más habituales entre las mujeres de edad avanzada que en los varones de edad similar. Con la edad se modifica la arquitectura del sueño, y se producen cambios importantes en la cantidad, estructura y distribución temporal del sueño durante las 24 horas del día.

En ocasiones resulta complicado discernir si las quejas de las personas mayores por sueño inadecuado son atribuibles únicamente al proceso de envejecimiento o si son debidas a otros factores. Por tanto, cuando el patrón de sueño de un anciano se aparta visiblemente de los cambios propios relacionados con la edad, podemos decir que padece verdaderamente un trastorno del sueño.

"Antes dormía como un lirón, ahora me despierto tres, cuatro, cinco e incluso seis veces en la noche... Me levanto muy pronto porque me duele el cuerpo de dar vueltas en la cama...". Hablamos de insomnio cuando los problemas de calidad o cantidad en relación al sueño sobrepasan una intensidad que los hace intolerables, y cuando hay dificultades en la capacidad de la persona para adaptarse a las consecuencias negativas que se derivan de esos problemas, provocando síntomas como: alteraciones en el humor, dificultad para concentrarse, somnolencia con dificultad para poder dormirse durante el día, cansancio físico y mental, estado general de nerviosismo, tensión y ansiedad. Algunas características del insomnio pueden ser despertarse demasiado temprano, o tener dificultad para conciliar o mantener el sueño; es decir, estas manifestaciones denotan la falta de un sueño reparador.

Las personas mayores no duermen menos, sino que duermen de distinta forma. Su sueño está influido por diferentes factores (estado de salud, jubilación, estado emocional, medicación...) que hacen que este sea más liviano y se interrumpa durante la noche.

Existen dos tipos de insomnio en función de su causa: insomnio primario, cuando la causa que lo provoca no se identifica fácilmente o no está asociada a ninguna otra enfermedad, e insomnio secundario, que aparece como consecuencia de una enfermedad, un trastorno mental, el consumo de ciertas sustancias o medicamentos, la existencia de problemas ambientales (ruido, temperatura) o sociales (problemas familiares y laborales, cambio de horarios, etc.).

Según la duración del insomnio también se puede distinguir entre insomnio transitorio (de duración inferior a una semana), insomnio de corta duración o agudo (de una a cuatro semanas) e insomnio crónico (de cuatro semanas o más).

RAZONES POR LAS QUE SE DUERME MAL

Existen, además de los expuestos previamente, otros motivos que, al alcanzar una determinada edad, pueden provocar problemas en el sueño. Algunos de ellos son los siguientes:

- Factores ambientales. La temperatura de la habitación, el tipo de colchón e incluso compartir la habitación o la cama puede influir en la calidad del sueño. Además, las personas mayores cuyo entorno o domicilio varía porque rotan entre las casas de los hijos, que se reparten sus cuidados, tienen más problemas para dormir. A todo esto hay que sumar los posibles ruidos nocturnos, que disminuyen la cantidad de sueño profundo y, al mismo tiempo, incrementan la frecuencia de despertares.
- Falta de actividad. Las personas mayores tienden a reducir sus actividades y a disminuir el tiempo de ejercicio físico.
- Cambio de hábitos. El hecho de tener una irregularidad horaria para dormir puede entorpecer un patrón regular de sueño, facilitando que durante el día se den "pequeñas cabezadas".
- Consumo de productos excitantes. El consumo de bebidas alcohólicas predispone a que la persona se despierte durante el sueño profundo. El café y el tabaco alteran el sistema nervioso, fragmentando y afectando negativamente al sueño.
- Consumo de medicamentos. Algunos de los medicamentos de uso común entre las personas mayores afectan al

sueño. Además, algunos mayores utilizan medicamentos para combatir el insomnio, pudiendo producir "tolerancia" (la dosis habitual produce menos efecto y es necesario aumentar la misma) e incluso "reacciones de abstinencia" (ocurre cuando una persona con adicción a una sustancia deja de consumirla). Estos pueden ser momentos especialmente críticos, por lo que no debe prolongarse su consumo de manera innecesaria.
- Circunstancias vitales. Ciertas situaciones difíciles que pueden atravesar las personas mayores como las enfermedades, el fallecimiento de familiares o amigos, los cambios de domicilio e incluso los propios cambios físicos y mentales pueden repercutir en el sueño.
- Preocupación y tristeza. Los factores emocionales como las preocupaciones, las inquietudes o un estado de ánimo decaído pueden dar lugar a problemas a la hora de conciliar el sueño. Estas preocupaciones pueden convertirse en ideas recurrentes que pueden llegar a obsesionar a la persona e impedirle quedarse dormida.

QUÉ HACER PARA DORMIR MEJOR

La "higiene del sueño" se define como el control de "todos los factores conductuales y ambientales que preceden el sueño y que pueden interferir en él" y consiste en una serie de recomendaciones que permitirán a la persona asegurar un sueño más reparador y efectivo que promoverá el estado de alerta diurno y ayudará a evitar ciertos tipos de trastornos del sueño. Los cambios constantes en los horarios de sueño aumentan la probabilidad de que las personas mayores tengan dificultades graves y crónicas para dormir. Por eso, es imprescindible que mantengan un horario fijo para acostarse y levantarse. Asimismo, serviría de ayuda mantener una temperatura agradable y unos niveles mínimos de luz y ruido en el dormitorio. Este debe ser un lugar confortable, seguro y tranquilo, que incite al sueño.

De igual manera, reducir el tiempo de permanencia en la cama mejora el sueño y, de manera contraria, permanecer durante mucho tiempo en la misma puede producir un sueño fragmentado y ligero. Por esta razón, solo se debe permanecer en la cama el tiempo suficiente, pero no más, y adaptarlo a las necesidades reales de sueño. Es necesario recordar que lo importante es dormir mejor, no dormir más.

Si han pasado 30 minutos desde que la persona se acostó y sigue aún sin dormir, es aconsejable levantarse de la cama, ir a otra habitación y hacer algo que no la active demasiado, como, por ejemplo, leer una revista. Cuando se vuelva a tener sensación de sueño se regresará al dormitorio. Si las preocupaciones siguen, hay que intentar convencerse de que es hora de dormir y mañana se podrá pensar en ello.

También es posible que si la persona se levanta temprano se desanime porque no tenga nada que hacer. Para ello, sería aconsejable buscar actividades sencillas acordes a sus capacidades para que pueda realizarlas cuando se levante por la mañana.

Las siestas después de comer se deben limitar y no deben durar más de 30 minutos. Cualquier efecto luminoso puede aumentar el estado de activación del cerebro, por lo que no se recomienda ver la televisión antes de dormir. Otras actividades evitables serían: leer, escuchar la radio, comer, hablar por teléfono o discutir. El cerebro necesita relacionar el dormitorio y la cama con la actividad de dormir. Cuando en ese lugar se realizan otro tipo de actividades, el cerebro recibe un doble mensaje y se confunde. A su vez, no se debe utilizar la cama como un lugar de reflexión donde "dar vueltas" a las preocupaciones.

Realizar un ejercicio suave como pasear durante una hora al día, con la luz del sol, aprovechando la tarde y al menos tres horas antes de ir a dormir, puede ser otra actividad recomendable.

Si las personas mayores realizan ejercicio físico habitual durante el día, especialmente por la tarde, se facilita su sueño nocturno. De manera contraria, si la persona realiza ejercicio intenso inmediatamente antes de acostarse el sistema nervioso puede activarse, la sensación de somnolencia, perderse y perturbar el inicio del sueño.

Repetir cada noche una rutina de acciones (lavarse los dientes, ponerse el pijama, preparar la ropa del día siguiente…) ayuda a prepararse mental y físicamente para irse a la cama.

Además, para favorecer el estado de relajación y facilitar el sueño, los mayores pueden realizar actividades relajantes antes de irse a la cama como, por ejemplo, tomar un baño con el agua a temperatura corporal. Otra opción es realizar ejercicios de relajación antes de acostarse que pueden contribuir a dormir mejor. Un ejemplo de ello sería practicar una respiración lenta y relajada, pensando que el pecho es un globo que se hincha lentamente y luego se deshincha, imaginar que pasan las nubes y escribir en cada una de ellas sus preocupaciones para que se las lleve el viento.

Respecto a la ingesta de bebidas, se debe tener en consideración que la cafeína es un estimulante del sistema nervioso que, aunque no provoca adicción, sí puede llevar a una dependencia psicológica. Por ello, se debe evitar tomar aquellas bebidas que la contienen, como el café o determinados refrescos, durante la tarde. Al mismo tiempo, el exceso de líquidos al final de la tarde y por la noche puede alterar el patrón sueño debido a la necesidad de levantarse de la cama para ir al baño.

El alcohol y el tabaco perjudican la salud y, consecuentemente, el sueño. El alcohol es un depresor del sistema nervioso; por un lado, puede facilitar el inicio del sueño, pero, por otro, provoca despertares durante la noche y adicción. En cambio, la nicotina es un estimulante del sistema nervioso (y no un tranquilizante, como suelen creer los fumadores) y también provoca adicción. Por esta razón, conviene evitar su consumo en las horas previas al sueño.

En cuanto a la relación entre alimentación y sueño, hay que tener en cuenta que tanto el hambre como las comidas copiosas pueden alterar el sueño, por lo que al despertarse a mitad de la noche es preferible no comer nada, pues se podría despertar habitualmente a la misma hora sintiendo hambre. Además, es recomendable no acostarse hasta que hayan pasado dos horas desde la cena.

En último lugar, no debemos olvidar que siempre se puede consultar a los profesionales de la salud, ya que son conocedores de este tema y podrán resolver cualquier duda o problema asociado a las alteraciones del sueño. Por tanto, se debe acudir siempre a los expertos si se tienen dudas sobre si una medicación puede tener efectos sobre el sueño. En caso de tomar medicación para dormir, conviene preguntar si esta puede perder eficacia o producir efectos adversos tomándose de forma continuada. Es importante no recurrir a la automedicación, ya que puede agravar el problema.

En definitiva, es importante saber manejar el insomnio, ya que hay técnicas y herramientas que pueden ayudar a disminuirlo progresivamente. Lo que puede beneficiar a un insomne puede no ser adecuado para otro.

EL PAPEL DE LA PERSONA CUIDADORA

Cada persona vive la actividad de cuidar de forma diferente en función de muchas circunstancias: propias, de la persona cuidada, del grupo familiar y social, de los recursos y servicios de apoyo, etc. El acto de cuidar implica cambios en los estilos de vida y en los patrones de salud del cuidador, específicamente en el patrón del sueño, que se ve alterado por la necesidad de atención que demanda la persona que está a su cuidado.

En ocasiones, las personas cuidadoras desatienden sus propias necesidades, en especial la falta de sueño, lo que altera su bienestar físico y psicológico. Esto puede ocasionar un aumento de la tensión emocional del cuidador, que afecta a sus relaciones familiares y sociales y puede derivar en situaciones de estrés y angustia. Es muy común que los propios deseos y necesidades pasen a un segundo plano.

Existen distintas razones por las que el cuidador puede no dormir lo suficiente. Dormir es una necesidad vital, y un sueño reparador es imprescindible. Por lo tanto, si se observan en la persona cuidadora cambios en el patrón normal del sueño o quejas verbales de no sentirse descansado, es imprescindible que intente eliminar las situaciones estresantes, establecer una rutina a la hora de irse a la cama, evitar ingerir alimentos y bebidas que interfieran en el sueño, tomar alimentos que favorezcan el mismo (como infusiones relajantes) o realizar técnicas de relajación.

Existen además otros problemas como que el familiar necesite ser atendido por la noche. En el caso de que convivan más personas en la casa, estas pueden hacer turnos, o bien contratar servicios profesionales durante algunos días a la semana. También puede darse el caso de que la persona cuidadora tenga demasiadas tareas que hacer durante el día y que, consecuentemente, no disponga de tiempo para dormir lo suficiente.

CAPÍTULO 4
COMER Y BEBER CON SEGURIDAD

A partir de los 65 años, al 30-40% de la población le cuesta tragar. Esta dificultad en la ingesta de alimentos sólidos, semisólidos o líquidos se conoce como disfagia, y quien la padece puede llegar a perder la capacidad para alimentarse e hidratarse de manera óptima —aparecen incluso cuadros de desnutrición y deshidratación— y puede sufrir complicaciones respiratorias graves. Además, tener disfagia es un factor de riesgo de infección respiratoria de vías bajas.

El objetivo de este capítulo es conocer en líneas generales los diferentes síntomas que se relacionan con la disfagia y saber cómo abordarlos, aunque las pautas y recomendaciones de actuación deben adaptarse a cada persona.

EL ENVEJECIMIENTO COMO CAUSA NATURAL

Los cambios que se producen a consecuencia de la edad hacen que los ancianos tengan un mayor riesgo de padecer disfagia por dos motivos. Por una parte, aunque se envejezca de manera saludable, se dan una serie de cambios en la anatomía de la cabeza y el cuello, así como en la fisiología de la función deglutoria. Por otra, la disfagia es un síntoma que acompaña a otras muchas enfermedades, como las neurodegenerativas (hasta el 80% de las personas que las padecen), los accidentes cerebrovasculares (40%), el párkinson (entre el 52-82%) y demencia tipo alzhéimer (hasta un 84%). Además, está también muy relacionada con la debilidad y con patologías musculares, endocrinas y psiquiátricas que aparecen frecuentemente.

Por lo tanto, la disfagia debe considerarse como un "síndrome geriátrico" con una gran trascendencia clínica.

EL PROCESO DE COMER

María es una señora de 86 años de edad que hace cuatro años fue diagnosticada de alzhéimer. En los últimos meses, su hija Cristina ha notado que María ya no come tan rápido y en cantidades tan grandes como antes. A veces, tiene la comida en la boca, tarda mucho en tragar y en ocasiones se niega a comer y no abre la boca. Además, ha perdido 4 kg de peso en los últimos meses.

Estos cambios son síntomas o signos de alerta que indican que alguno de los procesos básicos que se realizan cuando comemos no está funcionando adecuadamente. Y es que el proceso de comer se compone de un complejo mecanismo fisiológico que consta de cuatro fases perfectamente articuladas:

- Fase oral preparatoria. Al introducir un alimento en la boca, mientras se mastica, la saliva y los movimientos linguales forman el "bolo alimenticio". Para que el bolo se quede en la boca, es necesario tener un buen sellado de los labios y una buena coordinación de la lengua, los labios, las mejillas y la mandíbula. En esta fase la vía aérea está normalmente abierta, y puede haber algún derrame del bolo alimenticio en la faringe. Esto se considera normal durante la masticación.

- Fase oral de transporte. Una vez que el bolo está cohesionado, la lengua y el velo del paladar se separan y permiten el paso del bolo a la faringe mediante movimientos progresivos. Este proceso dura aproximadamente 1-1,5 segundos en función de la viscosidad del bolo.
- Fase faríngea. Gracias al reflejo de la deglución, el alimento es lanzado desde la faringe hasta el esófago. Esta es la fase más delicada, es involuntaria y muy rápida. Aquí se produce el cierre de la glotis y la epiglotis, cubriendo la laringe para que el alimento no pase al tracto respiratorio.
- Fase esofágica. En esta última fase, a través de contracciones faríngeas y de la relajación del esfínter esofágico, el bolo alimenticio se mueve desde el esófago hasta llegar al estómago.

FIGURA 8
FASES DE LA DEGLUCIÓN

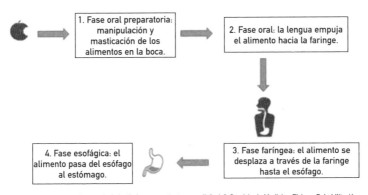

Fuente: Elaboración propia a partir de la "Guía para pacientes con disfagia", Servicio de Medicina Física y Rehabilitación. Parc de Salut MAR. 2014.

LAS SEÑALES DE ALARMA DE LA DISFAGIA

Las personas mayores y sus familiares y cuidadores deben estar atentos a las señales de alarma que indican una posible disfagia. Entre los signos y síntomas principales se encuentran algunos de los que presenta la señora María, pero hay otros que quedan descritos en la "Guía de nutrición de personas con disfagia" (IMSERSO, 2017), como:

- Tos o atragantamiento al comer o inmediatamente después.
- Cambios en la voz (voz húmeda o mojada) o disfonía.
- Babeo o dificultad para el control de la saliva.
- Dificultad para la formación del bolo y el manejo de la comida en la boca.
- Deglución fraccionada, es decir, ingesta de la comida en pequeñas cantidades.
- Restos de residuos posdeglución en la boca.
- Sensación de retención de alimento en la faringe y necesidad de hacer varias degluciones.
- Carraspeo.
- Empleo de excesivo tiempo para comer.
- Pérdida de peso progresiva. Signos de desnutrición y deshidratación.
- Infecciones respiratorias que se repiten.

Como hemos comentado previamente, estos signos y síntomas deben levantar la sospecha de presencia de disfagia, y así facilitar una detección precoz de la misma. En muchas ocasiones se minimizan los síntomas de la disfagia y se le resta importancia respecto a otros problemas de salud que pueden no ser tan graves, lo que podría hacerla pasar desapercibida. Un diagnóstico impreciso puede traer complicaciones, empeorar el pronóstico, aumentar la morbimortalidad y suponer un impacto negativo sobre la calidad de vida de estas personas.

El proceso de deglución descrito tiene dos características fundamentales. Por un lado, la eficacia de la deglución, es decir, la posibilidad que tenemos de ingerir los nutrientes y el agua necesarios para una correcta nutrición e hidratación y, por otro lado, la seguridad de la deglución, que consiste en la capacidad de ingerir estas sustancias sin presentar complicaciones a nivel respiratorio. En función de estas características se clasifican las alteraciones de la deglución.

FIGURA 9

COMPLICACIONES DE LA DISFAGIA

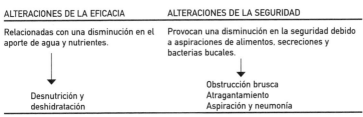

Fuente: Elaboración propia a partir de IMSERSO, 2017.

UNA DIETA A MEDIDA

Al detectar alguno de estos signos y complicaciones es importante acudir al personal sanitario de referencia para poder realizar un diagnóstico y adaptar la dieta en función de diferentes situaciones (IMSERSO, 2017):

- La gravedad de la alteración, es decir, el tipo y grado de disfagia.
- La tolerancia individual a cada textura alimentaria.
- La vía de alimentación requerida (oral, no oral o mixta).
- Los hábitos alimentarios y las necesidades energéticas y nutricionales en función de la edad, sexo y actividad física.
- Las intervenciones terapéuticas relacionadas con la nutrición.

Por un lado, adaptar la consistencia de los alimentos a las capacidades de la persona facilita la deglución. En este sentido, la dieta se puede ajustar progresivamente a las siguientes fases (IMSERSO, 2017):

- Dieta basal o normal. Es la dieta que realizamos cuando no existen problemas en la deglución y admite todas las texturas y consistencias.
- Dieta blanda o de fácil masticación. Se recomienda cuando existen problemas masticatorios, pero sin síntomas de

disfagia. Incluye alimentos de masticación suave no triturados y puede admitir la mezcla de texturas.
- Dieta de disfagia o reeducación de la deglución. En este tipo de dieta se evitan los alimentos de riesgo (tabla 2) y no se admite mezcla de texturas ni consistencias para que no haya masticación o esta sea ligera y suave y sea fácil formar el bolo alimenticio. Entre los alimentos recomendados estarían las texturas homogéneas (cremas, purés, pudin, pastel de pescado...), yogures (sin trozos de fruta), natillas, flan, carnes y pescados blandos cortados en trozos pequeños (si es necesario pueden ir cohesionados con salsa de tomate o mayonesa y hay que evitar ternillas, huesecillos, nervios...) y el pan de molde.
- Dieta de inicio o dieta túrmix. Este tipo de dieta está caracterizada por consistencias espesas, uniformes y homogéneas, por lo que no admite dobles texturas y no es necesaria la masticación. Un ejemplo de ello serían las cremas y los purés.

Por otro lado, aunque parezca que no, los líquidos también son problemáticos para las personas con disfagia, por lo que habría que prestar atención a su grado de viscosidad (IMSERSO, 2017):

- La viscosidad pudin se asemeja a una crema, yogur o gelatina, solo puede tomarse con cuchara y al caer mantiene su forma.
- La viscosidad miel es muy parecida a un yogur líquido, se puede beber o tomar con cuchara, al caer forma gotas gruesas y no mantiene su forma.
- La viscosidad néctar es similar a líquidos finos como el agua y puede beberse en vaso porque al caer forma un hilo fino. En muchos casos, para facilitar su deglución habría que recurrir a un espesante o agua gelificada. Además de la consistencia y la viscosidad, hay que tener en cuenta la temperatura.

TABLA 2

ALIMENTOS CON TEXTURAS DIFÍCILES O DE RIESGO

Dobles texturas	Mezclas de líquido y sólido: sopas con pasta, verduras, carne o pescado, cereales con leche o muesli, yogures con trozos
Pegajosos	Bollería, chocolate, miel, caramelos masticables, plátano, pan
Resbaladizos que se dispersan por la boca	Guisantes, arroz, legumbres enteras (recomendable triturarlas), pasta
Que desprenden agua al morderse	Melón, sandía, naranja, mandarina, pera de agua
Que pueden fundirse de sólido a líquido en la boca	Helados o gelatinas de baja estabilidad
Fibrosos	Piña, lechuga, apio, esparrágos, alcachofas
Que contienen	Pieles, grumos, huesos, tendones y cartílagos, pescados con espinas
Con pieles o semillas	Frutas y vegetales que incluyan piel y/o semillas (mandarina, uvas, tomate, guisante, soja)
Crujientes y secos o que se desmenuzan en la boca	Tostadas y biscotes, galletas, patatas tipo chips y productos similiares, queso seco, pan
Duros y secos	Pan de cereales, frutos secos, muesli

Fuente: Elaboración propia a partir de IMSERSO, 2017.

Existen diferentes formas de ingerir los medicamentos y conviene evaluar cuál es la más adecuada (Ardanaz Mansoa, 2015):

- Junto con los alimentos. En este caso, es recomendable que sea con alimentos con texturas semisólidas, y hay que evitar los derivados lácteos y los zumos de cítricos, pues estimulan la salivación y pueden aumentar el riesgo de aspiración.
- Junto con líquidos o agua. Se puede evitar la diferencia de consistencias espesando los líquidos con gelatinas.
- Disueltos en un poco de alimento blando o de agua gelificada. A menudo no queda más remedio que triturar los comprimidos o vaciar el contenido de las cápsulas. En general, solo se pueden triturar los comprimidos sin cubierta y abrir las cápsulas de gelatina dura sin cubierta.

Antes de triturar el medicamento, es conveniente consultar al personal sanitario de referencia si es posible, ya que algunos que pueden ser triturados y otros no.

RECOMENDACIONES GENERALES PARA ANTES, DURANTE Y DESPUÉS DE COMER

A continuación, y de manera resumida, presentamos una serie de consejos generales para que tanto las personas con disfagia como sus cuidadores, en caso de necesidad, puedan contribuir a mejorar la función deglutoria. La preparación para comer resulta relevante. Por ello, es imprescindible cuidar la postura: la espalda debe quedar correctamente alineada, apoyada sobre el respaldo de la silla, y la cabeza ligeramente en flexión para facilitar el momento de tragar. Es primordial evitar la hiperextensión de la cabeza. En caso de que hubiera dificultad para controlar la postura, se deberá utilizar un sistema de posicionamiento específico. En casos más avanzados de disfagia y en los que la persona se alimenta a través de una gastrostomía (apertura de un orificio en la pared anterior del abdomen para introducir una sonda de alimentación en el estómago), es imprescindible que reciba la alimentación sentada o, al menos, incorporada en la cama. Asimismo, se debe elegir un lugar para comer con un ambiente tranquilo, relajado, sin ruidos ni distracciones.

Durante la comida hay que tener en consideración una serie de aspectos. Si la persona es autónoma, en la medida de lo posible hay que dejar que coma sola, pero siempre bajo supervisión. Si requiere de una persona que le dé de comer, esta debe mostrar calma, seguridad y no tener prisa. Es importante que se siente a la misma altura y frente a la persona con disfagia y le explique lo que le va a dar de comer, enseñándole el contenido. Debe introducir el alimento en la boca horizontalmente, evitando que la persona gire o levante la cabeza cuando coma. Hay que esperar a que la boca esté limpia y sin residuos antes de la siguiente cucharada.

Al ingerir líquidos, no se deben utilizar pajitas ni jeringas. En referencia a la ingesta de alimentos sólidos, hay que considerar el tamaño del cubierto y el tamaño de cada trozo, así como las adaptaciones necesarias para facilitar la autonomía cuando sea posible. Algunos ejemplos de ello serían utilizar cubiertos con mango engrosado, vasos con asas o con boquilla especial.

Es recomendable que el horario de las comidas sea siempre el mismo, evitando horas de cansancio o somnolencia, y procurando que la duración de la comida no supere los 30-40 minutos. Otro punto clave es no hablar mientras se come. En muchas ocasiones es conveniente evitar comidas con mucha gente, ya que la persona se puede sentir mal ante su dificultad. En estos casos es mejor dar la comida antes de la reunión.

Otro punto a considerar es permanecer sentado o de pie tras la ingesta, al menos 30 minutos después de comer, nunca tumbado.

En ningún momento es recomendable comer o beber si el paciente está adormilado o agitado. Si esto ocurre, la mejor opción es retirar la comida y esperar a otro momento más idóneo.

Después de la comida, tener la boca limpia es esencial para mantener hidratada la mucosa, para estimular la salivación y para evitar que el alimento se pegue a la boca e impida la colonización de bacterias bucales. Por eso, es necesario realizar la higiene oral y dental siguiendo recomendaciones individuales para cada caso. Si la persona usa dentadura postiza, la limpiaremos (también las encías y la lengua) y verificaremos que el ajuste de la dentadura es el correcto. Si la persona con disfagia está encamada, utilizaremos una gasa enrollada en el dedo y humedecida en agua o líquido desinfectante, y seguidamente frotaremos las encías y la lengua.

En definitiva, la alimentación es una de las necesidades básicas y conviene que la persona mantenga su autonomía. Sin embargo, cuando la persona no puede comer sola, irá requiriendo gradualmente la ayuda de alguien con unos conocimientos y habilidades específicos y este papel no es nada fácil.

Tal y como se ha descrito, las personas de edad avanzada con disfagia presentan un elevado riesgo nutricional, múltiples comorbilidades, polimedicación, así como un estado funcional y de salud deteriorado. Aunque muchos aspectos no se pueden cambiar, hay algunos factores de riesgo que se pueden abordar junto con distintos especialistas para evitar que haya más complicaciones de las necesarias y la persona con disfagia tenga la mejor calidad de vida posible.

CAPÍTULO 5
MEJOR SIN DOLOR

El dolor puede presentarse con diferente comportamiento, puede ser un gran amigo o un gran enemigo. Es un problema de gran complejidad que no entiende de edades; no respeta a nadie y nos incumbe a todos.

Una buena manera de abordar el tema es preguntándonos: ¿qué es el dolor? Es una cuestión que se plantean con frecuencia aquellos que lo sufren y, aunque cueste creerlo, a veces no resulta fácil de responder. El dolor suele ser un aviso que emite nuestro cuerpo para indicarnos que algo no marcha bien, pero a veces este sistema de alarma puede fallar y emitir una señal de alerta que no es necesaria o es desproporcionada respecto a la enfermedad subyacente que la genera. En ocasiones, incluso puede llegar a emitirse una señal de alarma de dolor sin que exista realmente una lesión o enfermedad. De alguna manera, podríamos pensar que en ciertas situaciones el dolor nos protege.

Encarna es una mujer de 77 años que desde hace años sufre dolor de forma continua, un fiel compañero en su día a día. Le diagnosticaron hace dos años artritis reumatoide. Encarna empezó a experimentar dolor e hinchazón en sus articulaciones, rigidez y una mayor dificultad a la hora de moverse. Se quejaba, sobre todo, de dolor en las rodillas; empezó a disminuir su movilidad, a ser una gran ausente en los cafés con sus amigas o en los paseos a media tarde con su marido y se convirtió en una persona sedentaria que pasaba un gran número de horas sentada en el sillón de su casa. Debido a esta inactividad, Encarna empezó a tener otras molestias causadas por una úlcera por presión en el sacro. En definitiva, el dolor empezó a traer consigo otras consecuencias y a repercutir considerablemente en su calidad de vida.

Vamos a definir algunos conceptos y a describir brevemente los diferentes tipos de dolor con el objetivo de poder clasificar el tipo de dolor producido por la artritis, dolor con el que Encarna convive día tras día. Resulta interesante conocer ante qué tipo de dolor nos encontramos cuando sufrimos esta experiencia, aunque no siempre es posible distinguir entre los diferentes tipos de dolor.

En primer lugar, es necesario describir el sistema nervioso central (SNC), que es la estructura biológica encargada de procesar el dolor. Dicha estructura está constituida por el encéfalo y la médula espinal. Se trata de un sistema muy complejo, que capta los estímulos del mundo exterior por medio de receptores, procesa la información y traduce los impulsos eléctricos que conducen al SNC a través de un sistema de conductores (nervios); así, el SNC elabora una respuesta enviada por los nervios y efectuada por otros sistemas o tejidos.

Para ponernos en contexto, pensemos en una situación cotidiana, por ejemplo, al recibir un pinchazo. La impresión dolorosa es recogida por los receptores cutáneos de la piel y transmitida por los nervios al centro nervioso (médula espinal) en donde, sin darnos cuenta, se produce una corriente motora (respuesta) que va a los músculos de la piel y mueve la parte herida para apartarla del instrumento punzante.

Una vez que conocemos cuál es la reacción de nuestro cuerpo ante una situación dolorosa, pasamos a hablar de la clasificación del dolor, que puede realizarse atendiendo a diferentes aspectos.

En relación con su duración, el dolor puede ser agudo o crónico. El dolor agudo es limitado en el tiempo y tiene un escaso componente psicológico, mientras que el dolor crónico es ilimitado en el tiempo y se acompaña de un importante componente psicológico. No hay, sin embargo, un momento concreto a partir del cual pueda afirmarse que un dolor de corta duración se ha transformado en crónico. Este depende de la enfermedad y, en términos generales, se entiende que hay dolor crónico cuando este se prolonga durante más de seis meses y no desaparece con tratamientos médicos ni quirúrgicos.

Respecto a las causas que lo provocan, el dolor puede ser neuropático o nociceptivo. El dolor neuropático puede resultar más difícil de comprender, ya que se desarrolla de una forma más compleja al producirse por un estímulo directo del sistema nervioso central o por lesión de las vías nerviosas periféricas. Por su parte, el dolor nociceptivo es el más frecuente, y se divide, según su localización, en somático o visceral. El somático se produce por la excitación anormal de uno de los receptores sensoriales, que pueden ser superficiales o profundos (piel, musculoesquelético, vasos, etc.), que dan el "chivatazo" al sistema nervioso central de la existencia de un posible daño tisular. El visceral se produce por la excitación anormal de receptores sensitivos situados en las vísceras y sus anexos. Según su intensidad, puede ser leve (permite realizar actividades habituales), moderado (interfiere en la realización de las actividades habituales) o grave (infiere en el descanso).

Con esta pequeña explicación y con ayuda de la tabla 3 podemos definir el tipo de dolor que padece Encarna, así como informarnos de otros datos adicionales que lo describen. El dolor provocado por la artritis es nociceptivo somático, ya que se produce por la excitación anormal de los receptores sensoriales que se sitúan en los huesos y articulaciones y que dan aviso al sistema nervioso central del daño existente. El origen del estímulo son los huesos y articulaciones. Este dolor se podría describir como dolor sordo, es decir, no es punzante, y de larga duración. Puede localizarse con facilidad; en el caso de Encarna las principales molestias las sentía en las rodillas, y el movimiento empeoraba su situación, lo que le llevó a una situación de inactividad o sedentarismo. Afortunadamente, al tratarse de este tipo de dolor no presenta náuseas o vómitos, ni sudoración, ni ningún otro efecto.

TABLA 3
TIPOS DE DOLOR

DOLOR	NOCIOCEPTIVO			NEUROPÁTICO
	Somático superficial	Somático profundo	Visceral	
Origen del estímulo	Piel, tejido subcutáneo, nariz, mucosa de la boca, uretra y ano	Huesos, articulaciones, músculos, tendones, ligamentos y cápsulas de órganos	Órganos sólidos o huecos, masas tumorales profundas, ganglios linfáticos profundos	Daño de las vías nocioceptivas
Descripción	Sensación punzante, de ardor	Dolor sordo mantenido, localizado	Dolor sordo, poco localizado	Agujas, quemadura, dolor en un área adormecida
Localización	Muy bien definida	Bien definida	Pobremente definido	Distribución del nervio periférico
Movimiento	No altera el dolor	Empeora el dolor	Puede mejorarlo	Empeora por tracción de nervio
Efectos	No	No	Náuseas, vómitos, sudoración y cambios en la presión arterial y pulso	Inestabilidad autonómica, enrojecimiento, sudoración, enfriamiento, cianosis
Ejemplos	Úlceras por presión, estomatitis (inflamación de la mucosa bucal)	Artritis, inflamación de la cápsula que recubre la superficie del hígado	Masas abdominales o torácicas profundas, cólico biliar o renal	Invasión tumoral, neuralgia (dolor de un nervio), dolor de miembro fantasma

Fuente: Elaboración propia a partir de FEDELAT, 2015.

Una vez descritos todos los tipos de dolor, en este capítulo se hará más hincapié en el dolor crónico en los más mayores.

El dolor crónico es un importante problema de salud pública que afecta más a la población anciana, ya que se asocia a enfermedades crónicas cuya prevalencia aumenta con la edad. Hay que tener en cuenta que la esperanza de vida se ha incrementado de manera notable en las últimas décadas, en buena parte gracias a los avances médicos, y que la población anciana es el sector de la población que más crece en los países desarrollados.

Según Torralba *et al.* (2014) se estima que en Europa una de cada cinco personas sufre dolor crónico. Aunque a nivel nacional no se han llevado a cabo muchos estudios epidemiológicos, a partir de datos recientes se ha estimado que la prevalencia en España es ligeramente inferior a la media europea (17%). La prevalencia del dolor crónico de causa no oncológica se encuentra entre un 50-80% de la población mayor de 65 años que presenta dolor.

Los dolores crónicos comunes son el dolor lumbar, la artritis o la cefalea recurrente (incluida la migraña). Son tan frecuentes que a menudo se considera que de manera normal e inevitable forman parte de la vida. Muchas personas fallecen padeciendo dolor, aunque no sea este la causa de su muerte, y son aún más numerosas las que viven con dolor.

CAUSAS DEL DOLOR

La causa más frecuente de dolor es la detección por parte del cuerpo de una lesión en los tejidos o la presencia de una enfermedad. La intensidad de los dolores más frecuentes responde habitualmente a la gravedad del trastorno físico que los genera. En el caso de que el dolor pueda aliviarse con la toma de analgésicos comunes, es probable que este desaparezca al cabo de unas horas o días. En el caso de que el dolor continúe siendo alarmante o intenso es recomendable acudir al médico lo antes posible. Hay personas que sufren dolores de cabeza recurrentes, y que por propia experiencia saben que estos, aunque les resulten molestos, no van a tener consecuencias graves. Pero cuando existe una fuerte señal de alarma respecto al dolor, sobre todo cuando la propia persona desconoce su causa, hay que tomar ese aviso en serio y acudir a los profesionales de la salud pertinentes.

El dolor crónico también puede deberse a una enfermedad activa, como sucede en el caso de los dolores de espalda o de piernas (dolor que se experimenta en estas partes del cuerpo pero que en realidad es consecuencia de enfermedades de la columna), el síndrome del dolor regional complejo (que suele presentarse en pies y manos a consecuencia de una lesión, como puede ser una fractura de hueso), el dolor que sigue a una intervención quirúrgica (debido a lesiones nerviosas secundarias a dicha intervención) o las neuropatías dolorosas (trastornos neurológicos debidos a lesiones de los nervios que generan dolor crónico intenso).

CONSECUENCIAS DEL DOLOR

La presencia de dolor en los más mayores tiene importantes repercusiones no solo a nivel físico o psicológico, sino también a nivel social. Por un lado, la persona experimenta una reducción sustancial en la calidad de vida, que tiene un impacto en su familia y amigos y, por otro lado, el Sistema Nacional de Salud debe hacer frente a gran número de costes sanitarios. Un dato significativo y que resulta importante destacar es que es el mayor motivo por el que los mayores visitan los centros sanitarios.

Como se decía anteriormente, si la persona tiene dolor crónico es posible que no pueda llevar una vida como la que tenía previamente. El dolor termina afectando a todos los aspectos de la vida de la persona: suele impedir llevar a cabo el trabajo con la normalidad con la que se realizaba antes, disfrutar de cosas o momentos, dormir e incluso cuidar de uno mismo.

Realmente el dolor puede llevarle a tener un gran sentimiento de culpabilidad, ya que con frecuencia la persona puede que se muestre irritable con sus familiares. De hecho, es habitual sentir frustración, tristeza e incluso rabia cuando se padece dolor persistente. Es común que los familiares y amigos no siempre sepan ponerse en la piel del otro y comprender cómo se siente, y es posible que quien sufre la experiencia del dolor se encuentre solo a la hora de afrontar su angustia.

Por tanto, las principales consecuencias del dolor son la depresión, la ansiedad, la desnutrición, el deterioro cognitivo, las alteraciones en el ciclo sueño-vigilia, las alteraciones funcionales, la disminución de la socialización, de las actividades de ocio y de la calidad de vida en general.

CONTROLAR EL DOLOR

En ocasiones, como la de Encarna, en las que el dolor se ha cronificado y persiste aun con tratamiento médico, es difícil que desaparezca. Posiblemente, los profesionales de la salud ya hayan hecho todo lo que estaba en sus manos para ayudarla. Sin embargo, hay muchas cosas que la persona puede hacer para controlar el dolor, con el apoyo de los profesionales, de su familia y amigos, con el fin de mantener una cierta calidad de vida a pesar de ello.

Por tanto, controlar el dolor no solo depende de los profesionales de salud, sino que la propia persona que lo sufre también desempeña un papel fundamental. El control del dolor debe abordarse mediante un trabajo en equipo entre el profesional y el paciente. Una vez comprendido esto, puede que haya que plantearse la siguiente pregunta: ¿qué debo hacer para mejorar mi experiencia con el dolor?

Para manejar con éxito el dolor se pueden poner en práctica los consejos de la "Guía de manejo del dolor. Herramienta de Autoayuda", como son técnicas de relajación, actividades agradables, priorizar y planificar los días y aprender a controlar los pensamientos negativos sobre dolor.

TÉCNICAS DE RELAJACIÓN

La relajación ayuda a aliviar el dolor o evita que este vaya a más, ya que disminuye la tensión a nivel muscular. Las técnicas de relajación pueden ser de gran ayuda para la conciliación del sueño, para hacer que nos sintamos menos cansados, para reducir nuestra ansiedad y para potenciar otros métodos que utilicemos para paliar el dolor. En algunos casos hay personas que, por ejemplo, observan que los medicamentos contra el dolor funcionan mejor o más rápidamente cuando utilizan técnicas de relajación al tiempo de tomarlos.

ACTIVIDADES AGRADABLES

En muchas ocasiones el paciente deja de practicar actividades que disfruta por culpa del dolor, por miedo a que este empeore o simplemente porque se encuentra triste y sin ganas de hacer nada en especial. Sin duda alguna y como se ha demostrado, el abandono o la disminución de la realización de actividades agradables fomentan la depresión. Además, al sentir tristeza, se produce como consecuencia un peor manejo del dolor.

PRIORIZAR Y PLANIFICAR LOS DÍAS

Otra técnica que puede ser de gran utilidad es planificar el día a día; por ejemplo, elaborando una lista de tareas o actividades agradables. Eso sí, se deben poner metas realistas y alcanzables, que se puedan repartir a lo largo del día.

A su vez, se debe marcar un ritmo adecuado al que realizar las actividades diarias, lo que constituye una de las claves para conseguir con éxito un buen control del dolor. Para conseguirlo, se deben llevar a cabo las actividades poco a poco y no querer abarcar todo de golpe. Es importante incluir descansos entre unas actividades y otras para evitar la sensación de agotamiento al final del día. Se debe descansar antes de que el dolor o el cansancio sean insoportables. El objetivo es encontrar un equilibrio entre el descanso y la actividad. La persona que sufre dolor debe ser comprensiva con su problema y con su nueva situación, porque si no adaptamos nuestro ritmo cotidiano a nuestra nueva situación, haremos más tareas de las que realmente podemos hacer, sobrecargándonos y finalizando el día muy cansados y con un gran sentimiento de culpabilidad por ello.

SABER MÁS PARA GESTIONAR MEJOR EL DOLOR

Conceptos como el umbral del dolor y la tolerancia al mismo traen consigo información valiosa para saber cómo actuar cuando la persona tiene dolor.

El umbral del dolor se define como la mínima intensidad con la que un estímulo puede llegar a provocar la sensación de dolor. Se trata de la capacidad mediante la que las personas soportamos dicha sensación. Todos los seres humanos, independientemente del sexo o la raza, tenemos un umbral del dolor. De este modo, cuando se dice que alguien tiene el umbral del dolor alto, entendemos que tiene una mayor capacidad para tolerar la sensación de dolor. Es decir, quien lo tiene alto, siente menos dolor que quien lo tiene bajo.

Por su parte, la tolerancia al dolor es la percepción del mismo y su reacción a él, es decir, la cantidad de dolor que puede soportar antes de que se inicie una respuesta. Existen algunos factores que disminuyen la tolerancia al dolor, como son los episodios repetidos de dolor, la astenia, la ira, la ansiedad, la depresión, el miedo, las experiencias pasadas dolorosas y la falta de sueño. Otros, como los medicamentos, el alcohol, la hipnosis, el calor, la distracción y las prácticas espirituales ayudan a aumentar su tolerancia. La concentración intensa y el deporte también aumentan la tolerancia. Esto explica por qué determinadas acciones no farmacológicas pueden mejorar la tolerancia al dolor.

MITOS DEL DOLOR

- "Los mejores jueces para evaluar el dolor son los profesionales de la salud encargados del cuidado del anciano". La única autoridad en relación con el dolor es el propio paciente, nadie mejor que él puede indicar la existencia e intensidad del dolor que está experimentando.
- "No se debe recibir medicación hasta que la causa del dolor esté diagnosticada". El dolor debe ser aliviado durante el estudio y diagnóstico de la causa que lo genera. Que el dolor no se alivie es un hecho inaceptable. Además, ignorar su presencia puede conducir a su cronificación y a un difícil control del mismo.
- "En el caso de aquellas personas que presentan demencia avanzada es imposible utilizar escalas de evaluación del dolor". Los profesionales de la salud conocen las herramientas de evaluación de dolor pertinentes para este tipo de pacientes. Por tanto, es posible cuantificar su dolor.

- "No hay razón para quejarse si no hemos encontrado la causa física del dolor". Hoy en día el dolor constituye una nueva ciencia y en muchas ocasiones no todos sus aspectos son comprendidos; pero, cuando se desconoce la causa, el dolor pasa a ser la enfermedad que debemos tratar.
- "Los cuidadores deben creer solo en sus intuiciones personales para juzgar cuándo la opinión del anciano es válida para evaluar su dolor". La opinión de los profesionales de salud que prestan los cuidados no es la base para determinar cuál es el mejor manejo del dolor. Siempre es necesario contar con las referencias obtenidas del paciente respecto a su dolor.
- "El tratamiento del dolor debe administrase solo si el dolor está presente". Hay que respetar el tratamiento pautado y tomarlas según el horario indicado, de esta manera evitaremos la aparición del cualquier dolor provocado por el movimiento.

Aprovechando este último mito, resulta oportuno hablar del tratamiento farmacológico del dolor. El médico siempre basará la elección de la medicación en función de la intensidad del dolor que presenta el paciente y no del estado o momento en el que se encuentra la enfermedad que lo produce.

La OMS ha establecido una escalera analgésica para el tratamiento del dolor. Esta recomienda ascender a medida que los escalones más inferiores dejen de ser efectivos en el alivio del dolor del paciente con una titulación progresiva de la dosis. Se recomienda de forma estándar el siguiente enfoque de acuerdo al nivel del dolor:

- Dolor leve: antiinflamatorios no esteroideos (AINES) más coadyuvantes.
- Dolor moderado: AINES más opioides débiles más coadyuvantes.
- Dolor severo: AINES más opioides potentes más coadyuvantes.

MEDICAMENTOS CONTRA EL DOLOR

ANALGÉSICOS

El dolor leve suele aliviarse con analgésicos no opioides; es preferible el uso del paracetamol al de los antiinflamatorios no esteroideos, ya que estos pueden traer consigo algunos efectos adversos a nivel gastrointestinal, renal y hepático. Con frecuencia, los AINES suelen ser la primera opción en el tratamiento de la artritis, y se ha demostrado que tienen mejor efecto que el paracetamol, pero deben tomarse durante cortos periodos de tiempo, entre 5 y 7 días, debido a su alta toxicidad. Por tanto, cabe destacar que el paracetamol es el fármaco de primera elección en el alivio del dolor leve o moderado en los más mayores por ser relativamente seguro, siempre y cuando la dosis diaria no supere los 3 gramos.

OPIOIDES

Ante un dolor moderado debemos incluir en el tratamiento un opioide débil, como puede ser la codeína o el tramadol. Su mezcla produce un efecto sinérgico que permite obtener un mayor efecto analgésico con los opioides sin aumentar posibles efectos colaterales.

Lo mismo ocurre en caso de que la persona presente dolor severo, aunque en esos casos el opioide a elegir debe ser más potente, como es la morfina, el fentanilo, la metadona, la oxicodona o la buprenorfina.

Actualmente existen muchos errores conceptuales o mitos en relación con el uso de este tipo de fármacos, y en especial con la morfina. Sin embargo, hay que destacar su gran efectividad en pacientes con dolor crónico, siendo los fármacos de primera elección en el ámbito de los cuidados paliativos, tanto oncológicos como no oncológicos. Algunos de los mitos de la morfina son:

- "La morfina por vía oral es inefectiva". No es cierto que la morfina en esta presentación sea inefectiva, si bien es

verdad que su absorción es menor, por lo que es necesario administrar una mayor dosis que cuando utilizamos otras vías de administración.
- "Le acortará la vida al paciente". No es cierto que mediante su administración se provoque un acortamiento de la vida de los pacientes.
- "Le transformará en un drogadicto". El correcto uso de la morfina para el tratamiento del control del dolor no conduce al paciente a desarrollar una adicción.
- "Desarrollo de tolerancia rápidamente". Una vez se ha conseguido controlar el dolor es posible lograr mantener semanas o meses las mismas dosis o levemente superiores, si el dolor ha permanecido estable.
- "Provoca euforia". La morfina provoca sedación.
- "Induce a la depresión respiratoria". Si se usa adecuadamente, bajo prescripción médica, y no se administran dosis excesivas, no provoca esta alteración a nivel respiratorio.

Es verdad que los opioides, como todo fármaco, pueden provocar una serie de efectos adversos que conviene tener en cuenta para prevenirlos o darles solución adecuadamente. Algunos de ellos son estreñimiento, náuseas y vómitos, mareos o alteraciones de la atención, boca seca, retención urinaria y alteraciones del sueño.

CAPÍTULO 6
LA INCONTINENCIA URINARIA

María tiene 84 años y presenta signos leves de demencia. Vive junto a su marido, Juan, de 87 años. Ella sufre incontinencia urinaria desde hace años, pero su marido relata que últimamente está empeorando, causando más problemas y visitas médicas. María ha tenido incontinencia ocasional durante más de 5 años, pero durante los últimos seis meses ha sufrido al menos tres episodios diarios de pérdida de orina, de los que al menos uno ocurrió durante la noche. Juan afirma que María debe ahora cambiarse de ropa con más frecuencia y que las actividades sociales se están viendo restringidas para disminuir la vergüenza. Ella minimiza la preocupación.

María describe que pierde pequeñas cantidades de orina al reír o toser, además informa de la pérdida de cantidades moderadas de orina que le gotean por la pierna si no llega de inmediato al baño en menos de dos minutos a partir del momento que comienza la urgencia. De vez en cuando, se despierta mojada y necesita levantarse inmediatamente para ir al baño. Normalmente, bebe una taza de café por la mañana y entre un litro y litro y medio de agua entre el almuerzo y la hora de acostarse.

Como queda definida en la "Guía de atención enfermera a personas con incontinencia urinaria" (ASANEC, 2007):

[La incontinencia urinaria (IU) es] considerada un problema de salud debido a su gravedad, sus repercusiones psicosociales, económicas y su magnitud. Afecta a todos los grupos de población, edad y sexo, aunque se da con más frecuencia en mujeres y ancianos. Se trata de uno de los síntomas geriátricos más frecuentes, que constituye un importante problema sanitario en la población anciana ya que deteriora la calidad de vida, limita la autonomía personal, posee graves repercusiones psicológicas y sociales, siendo un factor predisponente para una mayor morbilidad y mortalidad, provocando un enorme gasto económico.

Las cifras de prevalencia oscilan en función de determinados factores. Así pues, como describen Milson *et al.* (2014), "la incontinencia urinaria afecta al 25% de la población mundial, llegando a alcanzar el 45% para la población femenina en algunos países". Se trata de un síndrome geriátrico casi el doble de frecuente en mujeres que en varones, que está infravalorado y poco estudiado.

A pesar de que estos datos pueden resultar alarmantes en algunos casos, es sorprendente el bajo índice de consultas que genera este problema de salud, ya que solo aproximadamente el 30% de las personas con este problema acude a los profesionales de la salud.

Tal y como queda descrito y de manera directa, este hecho supone para la persona que lo sufre un problema higiénico, social y psíquico, así como una importante limitación de su actividad habitual que contribuye a deteriorar la calidad de vida del individuo, influyendo en su entorno familiar, en su grado de autonomía e incluso puede llevar a provocar una situación de aislamiento por la sensación de vergüenza. Paralelamente puede conllevar una pérdida de la autoestima, así como un incremento de la dependencia de terceras personas.

FISIOLOGÍA Y CAMBIOS ASOCIADOS AL ENVEJECIMIENTO

Como venimos relatando, en el envejecimiento se producen una serie de cambios anatómicos y funcionales que influyen y se relacionan con las patologías asociadas al control de la continencia. De esta forma, la incontinencia urinaria es definida por la International Continence Society como una "condición mediante la cual se origina la pérdida involuntaria de orina, a través de la uretra, objetivamente demostrable originando problemas sociales e higiénicos para el individuo".

Para poder comprender este síndrome geriátrico, tenemos que conocer cuáles son las estructuras anatómicas responsables de la continencia. "Así pues, el tracto urinario inferior está constituido por: la vejiga, que es una cavidad hueca de composición muscular cuya función es el almacenamiento de la orina; la uretra o conducto de drenaje al exterior, que tiene una doble función: de conducción de la orina y de control del vaciado de la misma al exterior, y el suelo pélvico, constituido por un conjunto de músculos cuya función es dar un soporte flexible a los órganos de la pelvis" (ASANEC, 2007).

De esta forma, la Asociación Andaluza de Enfermería Comunitaria expresa que "la continencia es una función básica que se adquiere en la infancia a partir de los 2-3 años, y que en ausencia de una serie de procesos patológicos, se debe mantener hasta las edades más avanzadas. La continencia es el resultado del correcto funcionamiento y coordinación de la vejiga y la uretra durante la fase de llenado vesical, así como de la integridad de estas dos estructuras y los centros nerviosos responsables de su actividad".

Así pues, la micción y la continencia son el resultado de un juego de dos presiones coordinadas y contrapuestas: la presión intravesical y la presión intrauretral. Si el esfínter mantiene una presión superior a la que en ese momento hay en la vejiga, no se produce emisión de orina. Si esta situación se invierte de forma consciente y voluntaria, se denomina micción, y si es involuntaria o inconsciente, incontinencia (Rexach Cano et al., 1999).

Además, especialmente en la persona anciana, hay que considerar los siguientes requisitos necesarios para mantener la continencia urinaria (Rodríguez Rivera, 2005):

- Almacenamiento efectivo del tracto urinario inferior.
- Vaciamiento efectivo del tracto urinario inferior.
- Movilidad y destreza suficiente para acceder al baño.
- Capacidad cognitiva para percibir el deseo miccional.
- Motivación para ser continente.
- Ausencia de barreras arquitectónicas.

Asimismo, la incontinencia urinaria obedece a factores ajenos a las vías urinarias y que son tratables. Por este motivo, es muy importante abordar los factores de riesgo. Los más comunes son: la inmovilidad, el sexo femenino, la hospitalización, las infecciones del tracto urinario, la retención urinaria, la medicación, la depresión, la cirugía pélvica previa y los trastornos neurológicos (Rodríguez Rivera, 2005).

FACTORES DE RIESGO Y REPERCUSIONES ASOCIADAS

Como hemos comentado anteriormente, la incontinencia urinaria va asociada a una serie de factores de riesgo. Se conoce que los factores más comunes en los varones son: la edad avanzada, los síntomas de las vías urinarias inferiores, las infecciones, el deterioro funcional y cognitivo, los trastornos neurológicos y la cirugía de la próstata. En las mujeres, destacan como factores de riesgo el embarazo y el parto vaginal.

La incontinencia urinaria genera un impacto negativo en la persona que la padece, afectando a su calidad de vida, originando grandes repercusiones que afectan tanto a la esfera física como a la psíquica, y además deriva en importantes consecuencias socioeconómicas.

TABLA 4

REQUISITOS PARA MANTENER LA CONTINENCIA URINARIA EN EL ANCIANO

- Almacenamiento efectivo del tracto urinario inferior
- Vaciamiento efectivo del tracto urinario inferior
- Movilidad y destreza suficiente para acceder al baño
- Capacidad cognitiva para percibir el deseo miccional
- Motivación para ser continente
- Ausencia de barreras arquitectónicas

Fuente: Elaboración propia a partir de Rodríguez Rivera (2005).

TABLA 5

REPERCUSIONES DE LA INCONTINENCIA URINARIA

Físicas	• Úlceras por presión • Infecciones recurrentes de las vías urinarias • Caídas (especialmente en la incontinencia nocturna) y fracturas • Dermatitis perianal
Psíquicas	• Depresión • Aislamiento • Dependencia
Sociales	• Estrés en la familia, amigos y cuidadores • Predisposición a la institucionalización
Económicas	• Aumento de los costes económicos

Fuente: Elaboración propia a partir de Rodríguez Rivera (2005).

TIPOS Y CAUSAS

A continuación, se describen los diferentes tipos de incontinencia según su presentación clínica.

En algunas ocasiones, la incontinencia es un evento que tiene lugar por causas reversibles, y desaparece al resolverse el problema que la originó. Esta es la incontinencia urinaria transitoria. Aparece en el 50% de los mayores hospitalizados. Entre las principales causas que la originan están las infecciones del tracto urinario, la vaginitis, la uretritis, el síndrome confusional, determinados fármacos como diuréticos o sedantes o la inmovilidad, entre otros.

Por el contrario, la incontinencia urinaria permanente se produce cuando existen alteraciones funcionales constantes que afectan al mecanismo de micción o a enfermedades permanentes que limitan la capacidad física o cognitiva para hacer uso del sanitario o de dispositivos para orinar.

Nos encontramos ante una incontinencia urinaria funcional cuando la persona mantiene su función urinaria normal pero tiene una incapacidad para utilizar el baño. Puede deberse a daño de la función cognoscitiva o física, a falta de disposición psicológica o a barreras en el ambiente. Las causas más comunes son el deterioro de la movilidad, que el aseo sea inaccesible, falta de personal cuidador o de barreras arquitectónicas.

En otras ocasiones, la incontinencia se caracteriza por un aumento brusco y momentáneo de la presión intraabdominal que provoca goteo de pequeñas cantidades de orina, por ejemplo, al reír, al toser, al estornudar o con la actividad física. Esta es la incontinencia urinaria por esfuerzo. Las causas más comunes son el debilitamiento y laxitud de la musculatura del suelo pélvico, la obesidad, los embarazos y partos, el prolapso de las estructuras pélvicas en las mujeres o la debilidad o lesión del esfínter. Claramente, es la presentación de incontinencia más frecuente en la mujer.

En la incontinencia de urgencia o micción imperiosa existe un derrame moderado de orina que va precedido por un intenso y repentino deseo de orinar que no se puede controlar. Este es el tipo de incontinencia más frecuente, que tiene lugar en el 65% de los casos. Las causas más comunes van asociadas a infecciones de la vía urinaria (cistitis, uretritis...) o a trastornos del sistema nervioso central (accidente cerebrovascular, demencia, párkinson o enfermedad de la médula espinal).

La pérdida de orina involuntaria, acompañada de síntomas, tanto de incontinencia de esfuerzo como de incontinencia de urgencia, es la incontinencia mixta. Es muy típica en mujeres mayores y ancianos prostáticos.

Al producirse la liberación de pequeñas y constantes cantidades de orina para disminuir la presión de la vejiga estamos ante una incontinencia urinaria por rebosamiento. Va asociada a un vaciamiento incompleto de la vejiga con reducción en la fuerza del chorro de la orina. La sensación de plenitud vesical a menudo está deteriorada y el paciente no puede sentir deseo de orinar. Las causas más comunes son la obstrucción anatómica (hiperplasia prostática o estenosis uretrales), vejiga hipotónica o no contráctil (diabetes mellitus o lesiones medulares) y vejiga neurógena.

Finalmente, la incontinencia total se caracteriza por la falta completa del control sobre la micción, ya sea por pérdida constante o bien por expulsión periódica no controlada del contenido de la vejiga. Las causas más comunes son las lesiones nerviosas o las demencias graves.

Tras esta descripción, podemos establecer relación entre las características descritas por María y el tipo de incontinencia que padece. Así pues, estaríamos ante una incontinencia mixta.

TRATAMIENTO

Para un adecuado manejo de la incontinencia urinaria, como recomienda la "Guía de atención a personas con incontinencia urinaria" (ASANEC, 2007), las reglas generales aconsejan el uso de tratamientos poco invasivos. En todo momento hay que tener en cuenta la opinión del paciente para poder así darle mejor información y garantizar que la comprende. De esta forma y, como en el caso de María, la escalera de tratamiento debe iniciarse de manera progresiva, comenzando con técnicas conductuales a las que podrían añadirse fármacos o cirugía, según su progresión.

Siguiendo este orden, a continuación se detallan las técnicas conductuales para el control de la incontinencia urinaria. El principal objetivo que persiguen es intentar restablecer un patrón normal de vaciamiento vesical, promoviendo así la continencia urinaria.

Para que estas técnicas puedan ser realizadas es necesario conservar una suficiente capacidad física y mental, así como un grado de motivación que le permita su aprendizaje.

- Vaciamiento programado. Es una técnica sencilla que consiste en regular el vaciado de la orina en tiempos

establecidos, procurando incluirlos dentro de la rutina diaria de la persona, de tal forma que nos anticipemos a la emisión de la orina no deseada.
- Doble vaciamiento. Se fundamenta en mantener al varón de pie —y a la mujer sentada— unos minutos tras la micción para después animarle a que intente miccionar de nuevo; el objetivo es disminuir los restos de orina que quedan en la vejiga. Esta técnica es apropiada en muchas personas en las que queda un volumen residual patológico en la vejiga (mayor de 100 ml) que condiciona una mayor frecuencia de vaciamiento involuntario.
- Refuerzo a la continencia. Consiste en preguntar con frecuencia a la persona sobre su deseo de orinar o necesidad de ir al baño, procurando así que la persona se mantenga alerta y permanezca seca y limpia.
- Reentrenamiento vesical. Se trata de vaciar la vejiga periódicamente tratando de corregir el hábito de orinar con frecuencia, alargando los tiempos de micción. En el caso de que haya deseo de orinar antes del periodo de tiempo establecido, es aconsejable que se realicen ejercicios de distracción como, por ejemplo, respiraciones profundas.
- Ejercicios del suelo pélvico o ejercicios de Kegel. Son una serie de ejercicios consistentes en la contracción de los músculos del suelo pélvico diseñados para fortalecer la musculatura. Son ideales para las personas que padecen incontinencia urinaria y necesitan recuperar el control de esfínteres. Practicar estos ejercicios de forma diaria puede mejorar considerablemente los síntomas.

RECOMENDACIONES Y ACCIONES PREVENTIVAS

Es importante que las personas que sufren incontinencia sigan una serie de recomendaciones y medidas prácticas que les ayudarán a tener un mejor manejo y control de sus fugas de orina (Rexach Cano *et al.*, 1999):

- Hay que evitar ingerir líquidos dos horas de antes de acostarse, y reducir durante el día el consumo de sustancias excitantes (café, alcohol y té), ya que pueden provocar episodios de urgencia miccional. Sería adecuado acudir a orinar de manera voluntaria cada hora y media o dos horas, teniendo o no deseo de hacerlo.
- Modificación del hábitat o de las barreras arquitectónicas: para facilitar el acceso al cuarto de baño es necesario eliminar todos los obstáculos (distancias largas, escalones, falta de iluminación). En muchas ocasiones también es necesario el uso de un retrete más elevado o barandillas al lado para facilitar el acceso. Si no es posible acceder al baño o se quiere evitar el desplazamiento, habría que recurrir a sustitutos como orinales, cuñas, botellas sanitarias o patos.
- Medidas paliativas: también puede ser de ayuda la utilización de colectores externos, paños absorbentes, pañales protectores y, excepcionalmente bajo supervisión de un profesional sanitario, sondas vesicales. Ante esta situación, hay que prestar especial cuidado a la piel para evitar irritaciones, y mantener la zona perineal seca y limpia en todo momento. Como medida de protección se aconseja el uso de protectores de camas absorbentes y fundas impermeables para el colchón.
- Técnicas para ayudar a modificar la conducta: igualmente y como hemos comentado, es recomendable realizar ejercicios físicos adaptados a mejorar el tono muscular y la circulación sanguínea, que ayudarán a la persona a controlar la evacuación. Los ejercicios de Kegel permitirán ganar fuerza y tono en los músculos del suelo de la pelvis y, paralelamente, controlar la orina. Se pueden realizar tanto sentado como de pie (según resulte más cómodo) y en cualquier momento, ya sea viendo la televisión o esperando el autobús; para ello hay que imaginar que se quiere controlar la deposición y contraer los músculos del ano. Estos ejercicios se pueden repetir varias veces. Se

recomienda realizarlos una vez por hora durante al menos tres meses; a medida que se practiquen resultarán más fáciles.
- Modificación de fármacos que alteran la continencia urinaria: no debemos olvidar que ciertos medicamentos (diuréticos, psicofármacos…) pueden interferir en el control de la orina. Por lo tanto, ante cualquier episodio de pérdida involuntaria de orina se debe consultar a un profesional de la salud, ya que quizá sea necesario sustituirlos por otros grupos farmacológicos o al menos reducir su dosis. También, en la actualidad hay disponibles una serie de medicamentos para este problema, siempre, por supuesto, bajo indicación médica. Asimismo, en algunas personas puede ser necesaria una intervención quirúrgica para eliminar un problema estructural; lo más común es, en el hombre, el tamaño aumentado de la próstata y, en las mujeres, el descenso del útero.
- Otros factores: es aconsejable el uso de ropa cómoda y fácil de quitar; se recomienda sustituir los botones por cremalleras, velcros o sistemas elásticos.

A pesar de que los ancianos y los profesionales de la salud con frecuencia le restan importancia, ignoran o descuidan el problema de la incontinencia urinaria, este es considerado como un fenómeno fisiológico asociado al hecho de envejecer. La incontinencia es tratable y a menudo curable en muchos de los pacientes. En aquellos en los que no es posible la curación, puede ser manejada de forma favorable tanto para las propias personas que la padecen como para sus familiares y cuidadores.

Así pues, quien padece incontinencia urinaria debe conocer toda la información y consejos sobre las opciones del tratamiento y cuidados disponibles. Al mismo tiempo, es imprescindible tener acceso a profesionales cualificados, con conocimientos y habilidades suficientes, que ofrezcan consejos e información.

CAPÍTULO 7
DETERIORO COGNITIVO. ACTIVA TU MENTE

> "Pide una mano que estreche la suya, un corazón que le cuide y una mente que piense por él cuando él no pueda hacerlo; alguien que le proteja en su viaje a través de los peligrosos recodos y curvas del laberinto".
>
> DIANA FRIEL

Los más mayores no solo experimentan cambios a nivel físico a consecuencia del proceso de envejecimiento, sino que también pueden ver afectado su buen funcionamiento mental.

Como venimos destacando a lo largo de los capítulos que componen este libro, actualmente se ha producido un incremento del envejecimiento en nuestra sociedad, debido, fundamentalmente, a los avances científicos y médicos y a las mejoras de la calidad de vida. Más concretamente, en nuestro país la proporción de personas mayores de 65 años en el año 2016 correspondía al 18% de la población total, según el Instituto Nacional de Estadística. Por este motivo, cada vez existe un mayor interés en comprender los efectos de la edad en el funcionamiento cognitivo.

¿QUÉ ES EL DETERIORO COGNITIVO?

Es muy frecuente que los más mayores presenten un empeoramiento de las principales funciones cerebrales, como son la memoria, el pensamiento, el lenguaje, la percepción, la orientación, el cálculo y la capacidad para resolver problemas. El empeoramiento o pérdida de alguna de dichas funciones es lo que se conoce como deterioro cognitivo. Los trastornos cognitivos pueden presentarse de manera muy diversa, ya que pueden aparecer de forma repentina o progresiva, pueden ser reversibles o irreversibles y pueden verse afectadas una o varias funciones cognitivas.

La disminución de las funciones cognitivas durante el proceso de envejecimiento suele percibirse por la persona como una amenaza para su bienestar. De hecho, en muchas ocasiones las personas mayores viven la pérdida de memoria con mayor angustia y como un acontecimiento más negativo que otras experiencias, como puede ser el dolor.

DETERIORO COGNITIVO LEVE

Existe una gran dificultad a la hora de diferenciar entre el transcurso de un envejecimiento normal y uno patológico. Por esta razón surgió el concepto de deterioro cognitivo leve, que es el estado de transición entre un proceso normal y una demencia.

Actualmente, existen criterios para el diagnóstico del deterioro cognitivo leve, como, por ejemplo, que la persona no esté diagnosticada de demencia ni tenga una afectación significativa en las actividades de la vida diaria, pero presente pérdida de una o varias funciones cerebrales, o que el anciano y los familiares refieran un deterioro cognitivo en el último año.

Es necesario destacar que la demencia y el deterioro cognitivo no son lo mismo, por lo que toda demencia cursa con un deterioro cognitivo, pero no todo deterioro cursa con demencia. De este modo, el deterioro cognitivo es condición necesaria, pero no suficiente para realizar un diagnóstico de demencia.

¿QUÉ ES LA DEMENCIA?

La demencia se puede definir como un síndrome que se caracteriza por un apreciable deterioro cognitivo en una persona que se encuentra en estado de alerta, que, además, provoca trastornos en la ejecución de las actividades de la vida diaria. Este deterioro no es necesariamente global, pero con frecuencia afecta a varias áreas de la función intelectual. La demencia es un trastorno adquirido que se manifiesta por una disminución de la memoria y de las facultades intelectuales, teniendo el antecedente de un buen funcionamiento previo. Hasta el momento se sabe que, al menos, dos áreas funcionales se encuentran afectadas: una es la memoria y otra puede estar relacionada con funciones del lenguaje, la percepción, la función visual y espacial, el cálculo, el juicio, la abstracción y la habilidad para resolver problemas.

La demencia es, sin duda, uno de los problemas de salud pública más importantes a los que se enfrenta nuestra sociedad, debido a su alta prevalencia en la población anciana. La fuerte relación que existe entre su aparición y el envejecimiento, la ausencia de tratamientos efectivos y el alto grado de dependencia que sufren este tipo de pacientes hacen que sus repercusiones médicas, personales, familiares, sociales y económicas sean importantes.

DESARROLLO DE LA DEMENCIA Y FASES

El cerebro de una persona mayor es muy diferente al de una persona joven. Tanto su peso como su volumen se reducen con la edad, y en él se producen cambios asociados al proceso de envejecimiento.

En algunas ocasiones, la enfermedad comienza de forma rápida, y esto hace que los propios familiares de la persona puedan describir y concretar con precisión el momento en el que empezaron a notar cambios en ella. En cambio, otras veces comienza paulatinamente y de manera gradual, pudiendo pasar desapercibidos estos primeros cambios y que la familia no se dé cuenta de lo que está ocurriendo. También es posible que sea la propia persona quien alerte de que algo no va bien; puede no recordar dónde deja los objetos, tener dificultad para expresar las palabras que realmente quiere decir o incluso que se le escapen las ideas.

Por tanto, como hemos dicho, los estadios más tempranos de la demencia pueden pasar completamente desapercibidos, ya que la persona puede llevar una vida aparentemente normal, pero a medida que va avanzando la enfermedad se hacen más notables las alteraciones en las diferentes funciones cognitivas, siendo las más afectadas la memoria, el lenguaje y la capacidad de conocimiento.

A continuación vamos a definir cada una de las fases de la enfermedad.

Existe una fase inicial en la que tiene lugar una demencia leve. Esta fase se puede prolongar entre 2 y 4 años. El anciano presenta algunos fallos en la memoria reciente, desorientación espacial, se pierde en lugares poco frecuentados, se desorienta temporalmente, pierde el hilo en las conversaciones o se repite. También pueden aparecer pérdida del interés, depresión o irritabilidad. En esta primera fase, por lo general, el anciano conserva la autonomía para llevar a cabo las actividades de la vida diaria (vestirse, comer, ir al baño, etc.) e instrumentales (hacer la compra en el supermercado, hacer un adecuado uso del teléfono, etc.). Aunque sus familiares y amigos más próximos pueden notarle "raro" o "diferente".

La fase siguiente es la fase intermedia, que cursa con una demencia moderada. Esta dura entre 2 y 8 años. Se agrava la fase previa y se le suman nuevas deficiencias. La memoria se deteriora aún más, y afecta tanto a la reciente como a la remota; la desorientación temporal y espacial se acentúan, y aparecen alteraciones en el lenguaje, lectura, escritura, cálculo y en la realización de actividades instrumentales de la vida diaria. En esta fase también se ve afectada la conducta, y se pueden producir periodos de agitación, agresividad, vagabundeo; y pueden aparecer algunos síntomas psicóticos, como son los delirios y las alucinaciones. El anciano ya tiene dificultades para mantener las relaciones sociales con normalidad, olvida nombres o citas y se repite con frecuencia.

Por último, está la fase avanzada, que abarca de 5 a 10 años. El anciano presenta una demencia severa. La persona deja de reconocer a sus familiares más cercanos, se produce una grave afectación en el lenguaje, repitiendo la misma palabra o vociferando, no comprende el lenguaje, ni hablado ni escrito. Se olvida de comer o de cómo vestirse. Es frecuente que llegados a este momento también exista una incontinencia de esfínteres y un deterioro progresivo de la actividad motora. A nivel neurológico comienzan a aparecer trastornos de la deglución, lo que puede provocar neumonías, infecciones y malnutrición. En esta última etapa, el anciano es completamente dependiente.

La duración de cada una de las fases es orientativa, puesto que, en el transcurso de una enfermedad, cada persona evoluciona de diferente forma.

¿CUÁNDO SE DEBE ACTUAR?

Muchas veces no se sabe cuándo es el momento oportuno para buscar la ayuda de un profesional de la salud. Algo que puede orientar o guiar a familiares o cuidadores es considerar las consecuencias y el impacto de los fallos cometidos por el anciano en su vida diaria. En algunas ocasiones, parece que la personalidad del anciano se va deformando, ya no parece el mismo. Incluso puede darse el caso de que los familiares lleguen a pensar que últimamente no reconocen a la persona.

Por ejemplo, los cuidadores o familiares pueden verse en la situación en la que la persona con demencia tuviese una rutina saludable para mantenerse en las mejores condiciones físicas y que entre sus actividades se encontrase salir a pasear cada mañana, pero puede darse el caso de que repentinamente cambie, deje de salir solo y quiera hacerlo acompañado. En estas ocasiones es frecuente que la propia persona experimente un cambio importante en su motivación, en sus intereses y en su vida en general, debido a la existencia de episodios de desorientación que le dificulten moverse con independencia por los entornos que antes frecuentaba, y de ahí la tendencia a salir a pasear únicamente acompañado de otra persona.

El diagnóstico de las demencias se consigue mediante el descarte de otros posibles diagnósticos. Por ese motivo, se aconseja visitar al profesional de salud de atención primaria ante los primeros síntomas y antes de acudir a un especialista.

TIPOS DE DEMENCIA

Se han definido diferentes tipos de demencia, entre las que cabe destacar la demencia tipo enfermedad de Alzheimer, demencia vascular, de cuerpos de Lewy y demencia frontotemporal.

El alzhéimer es el tipo de demencia más común. Aunque inicialmente la persona con alzhéimer no tiene demencia, la enfermedad finalmente conduce a ese síndrome clínico. El síntoma principal e inicial de esta enfermedad es el deterioro progresivo de la memoria. Posteriormente, la enfermedad progresa y avanza hasta afectar al resto de procesos cognitivos y a las habilidades necesarias para la adecuada consecución de las actividades de la vida diaria, modificando progresivamente la autonomía e independencia del paciente.

El segundo tipo de demencia más frecuente es la demencia vascular. En sus inicios afecta principalmente a las funciones ejecutivas. Su progresión puede ser intermitente, con algunas etapas de estabilidad y otras en las que la persona experimenta un mayor declive cognitivo. Su aparición se debe a una alteración en el flujo sanguíneo a nivel cerebral, como ocurre en aquellas personas que sufren un infarto cerebral; aunque también puede producirse debido a los daños causados por algunas enfermedades crónicas, como la diabetes mellitus.

Por su parte, la demencia con cuerpos de Lewy se caracteriza por unos síntomas muy similares a los de la enfermedad de Alzheimer y la enfermedad de Parkinson, por lo que en muchos casos no se diagnostica.

La demencia frontotemporal es un tipo de demencia que daña áreas muy concretas del cerebro que están relacionas principalmente con la función del lenguaje y con el comportamiento. De las personas que padecen demencia frontotemporal llama la atención una gran falta de empatía y sensibilidad.

LA ENFERMEDAD DE ALZHEIMER

Como hemos dicho anteriormente, es la forma más frecuente de demencia, por lo que vamos a centrarnos en ella. Esta enfermedad supone en torno al 50-70% de todas las demencias. Su principal síntoma es la pérdida de memoria para los hechos recientes, conservando durante más tiempo aquellos recuerdos que forman parte de la memoria más remota, como pueden ser los recuerdos de la juventud e infancia. A medida que avanza la enfermedad, van surgiendo nuevos problemas relativos a otras funciones, como son el lenguaje, la atención, el reconocimiento, la comprensión y la ejecución de acciones. Es importante destacar que el avance y el trascurso de la enfermedad son muy diferentes entre unas personas y otras, y la esperanza de vida puede variar.

Por un lado, se sabe que a lo largo de la vida la persona va construyendo su propio abanico de recuerdos y conocimiento a través de la acumulación de experiencias vividas. Nuestro cerebro está compuesto por mil millones de neuronas, estas son las encargadas de crear este conocimiento y colección de recuerdos mediante un proceso de comunicación (sinapsis) que se establece entre unas y otras. La enfermedad de Alzheimer ataca las neuronas y provoca su muerte, lo que dificulta la comunicación entre aquellas que aún permanecen en buen estado. Este proceso de destrucción neuronal se lleva a cabo mediante la acumulación de una proteína dentro y fuera de la neurona. Cuando la proteína empieza a acumularse dentro de la neurona, termina por matarla, y cuando se acumula fuera, es decir, entre las neuronas, dificulta su comunicación.

Por otro lado, el cerebro es el órgano encargado de regular nuestra personalidad, las emociones y, en general, nuestra actividad mental. Por esta razón, si el cerebro cambia, nuestra personalidad y actividad mental se van a ver muy afectadas, y también van a cambiar en mayor o menor medida. Por tanto, debemos ser conscientes de que la conducta y el comportamiento es el producto de su actividad cerebral, por lo que si la actividad cerebral de la persona está alterada, su conducta también lo estará.

¿Cómo debemos comunicarnos?

Como se puede ver, las personas que padecen alzhéimer más tarde o más temprano se van a encontrar con dificultades a la hora de comunicarse con el resto, y muchas veces son conscientes de ello.

Las conversaciones irán perdiendo cada vez más fluidez, y también disminuirá la iniciativa para comunicarse con otras personas, muchas veces con la intención de ocultar sus déficits en la comunicación. Además, esta dificultad a la hora de expresarse o de comprender las órdenes puede provocar ansiedad. Por ello, los familiares y amigos deben ser prudentes al comunicarse con ellos, ya que una actitud demasiado correctiva, cortante o alarmante puede aumentar dicha ansiedad en la persona.

Mantener una buena relación con las personas que padecen esta enfermedad es crucial para que más adelante tengan una mayor predisposición a colaborar y se consigan más fácilmente aquellos objetivos que nos propongamos.

Si se tienen en cuenta estos aspectos, se mejorará el cuidado del familiar, se evitarán sentimientos negativos como ansiedad, irritación, ira y aislamiento, y la persona seguirá mostrando y recibiendo reconocimiento y afecto de los demás, así como sentimiento de pertenencia a un grupo.

Para ello, tendremos que ser conscientes de qué problemas pueden surgir en la relación que se establece con las personas que padecen alzhéimer, cuáles son las actitudes que debemos adoptar y cuáles son las que debemos evitar a la hora de comunicarnos con ellos.

A continuación quedan descritos algunos consejos que pueden mejorar la comunicación.

Por un lado, el familiar o cuidador deben dejar clara su llegada, anticipándola, y avisar de lo que se pretende hacer. Llegado el momento de ponerse a hacer cosas con el enfermo, se deben dar instrucciones sencillas y repartir las tareas; hay que tener paciencia y darle tiempo para que realice las actividades, vocalizar a la hora de hablar y utilizar un tono de voz suave. El contacto visual no es menos importante, se debe hacer uso del lenguaje no verbal y de los gestos, demostrar empatía y ser receptivo.

Por otro lado, se deben evitar las discusiones en el entorno del enfermo, así como los gritos o el lenguaje infantil. En las conversaciones conviene eliminar los enunciados negativos (ya que es mejor decir lo que sí puede hacer en vez de lo que no puede hacer) y expresiones como "¿te acuerdas de…?".

SÍNTOMAS PSICOLÓGICOS Y CONDUCTUALES. POSIBLES REACCIONES

Los signos y síntomas de los que hemos hablado hasta ahora (desorientación, pérdida de memoria, etc.) son las pérdidas o fallos que tienen lugar en el enfermo a nivel cognitivo. Pero la enfermedad también tiene importantes consecuencias a nivel psicológico o en el comportamiento de la persona.

Los trastornos de conducta son los síntomas peor sobrellevados y, en ocasiones, pueden traer consigo importantes conflictos dentro del grupo familiar o en el resto del entorno, aumentando así la sobrecarga del cuidador o de sus cuidadores principales. Entre los síntomas más característicos y frecuentes se encuentran la depresión, los delirios, las alucinaciones, la ansiedad, la euforia, la deambulación, la agresividad y las alteraciones en el sueño y en el apetito.

Llegados a este punto, se puede ver que la persona enferma de alzhéimer va perdiendo paulatinamente sus capacidades, y aunque los cambios van a ser en principio a nivel cognitivo comenzando con alteraciones en la memoria, en la orientación o el lenguaje, posteriormente irán surgiendo otros déficits en la ejecución de los movimientos, así como un deterioro físico general. Por ello, la persona irá perdiendo cada vez más la autonomía en su día a día y necesitará más ayuda externa para llevar a cabo las actividades de la vida diaria. En definitiva, será cada vez menos independiente, por lo que será necesario anticiparse y poner solución cuanto antes a los problemas que puedan ir surgiendo.

La estimulación previa tanto a nivel físico como cognitivo nos ayudará a que la persona pueda mantener durante más tiempo estas actividades básicas de la vida diaria, como el vestirse, la alimentación o el aseo, y especialmente en las actividades instrumentales, como el uso del teléfono, el manejo del dinero o el cuidado del hogar. Para la realización de estas actividades es necesario el mantenimiento de las funciones cognitivas y las capacidades físicas. Pero también toma una parte muy importante en todo esto la memoria que participa en el recuerdo de las habilidades motoras y ejecutivas para realizar una tarea (memoria procedimental). La repetición de determinadas acciones durante varias veces consigue que la persona aprenda mejor dichos movimientos para que llegue a realizarlos sin necesidad de pensar lo que está haciendo; en el caso concreto del alzhéimer, la repetición de estas actividades de manera rutinaria permitirá que la persona tarde más tiempo en olvidarlas y así sea autónoma durante el mayor tiempo posible.

Se debe permitir que la persona realice las actividades por sí sola, prestándole la menor ayuda posible. La ayuda debe prestarse poco a poco, ya que corre el riesgo de hacer a la persona más dependiente antes de tiempo. Existen diferentes tipos de ayudas para facilitar la consecución de las distintas actividades de la vida diaria y así evitar tener que realizar dichas actividades en lugar del enfermo.

Por ejemplo, es conveniente seguir de cerca lo que hacen las personas con alzhéimer, pero en ningún caso se debe intervenir en ellas. Lo ideal es supervisar al enfermo y, en el que caso de que este cometa algún fallo, avisarle para que él mismo pueda corregirlo. Esta supervisión se puede realizar dando espacio al enfermo, por lo que se sigue respetando su intimidad.

Además, en el momento en el que la persona está ejecutando alguna acción, es de gran utilidad ir dándole algunas instrucciones muy sencillas de forma verbal para que sepa qué es lo que tiene que ir haciendo o que iniciemos previamente el gesto para que el enfermo pueda identificar qué es lo siguiente que debe hacer. Un ejemplo es hacer como si nos fuésemos a llevar una cucharada de comida a la boca y así la persona pueda recordar esa acción y realizarla por sí misma. Basándonos en este último ejemplo, se puede aplicar otra técnica, tocarle la mano puede ayudar a que recuerde que necesita coger el cubierto y empezar a comer, es decir, tocando a la persona podemos conseguir que asocie lo que tiene que hacer.

Otro tipo de recomendación pertinente es la adaptación del hogar del enfermo (como el baño, el salón, el jardín, etc.) y el uso de ayudas técnicas. En definitiva, modificar el entorno para facilitar las actividades.

Finalmente, y dada la alta prevalencia de demencia, las consecuencias que tiene dicha enfermedad para la persona que la padece, para sus familiares y cuidadores y los elevados costes sociosanitarios derivados de sus necesidades de atención justifican la necesidad y el interés que existe actualmente por intentar detectar la enfermedad en estadios más tempranos (diagnóstico precoz), o bien en sus primeras fases (diagnóstico temprano o "a tiempo"). El objetivo para diagnosticar alzhéimer es el diagnóstico temprano, que consiste en la detección del proceso a partir de sus manifestaciones clínicas iniciales.

CAPÍTULO 8
SIN ANSIEDAD NI DEPRESIÓN

> "Desde hace tiempo, en todo momento me siento triste y sin ganas de hacer nada. Desde que me jubilé tengo una sensación constante de cansancio. Siempre me he considerado una persona alegre, pero ahora rompo a llorar por cualquier cosa y todo lo que me dicen me sienta mal".

DEPRESIÓN

Como señala Blazer (2003), "la depresión es el trastorno afectivo más frecuente en el anciano y una de las principales consultas médicas, aun cuando su presencia puede pasar desapercibida; estar de ánimo triste no forma parte del envejecimiento normal". Así pues, si una persona mayor tiene depresión, esta puede dificultar el tratamiento de enfermedades y, paralelamente, incrementar el riesgo de desarrollar nuevas enfermedades, lo que afecta a su calidad de vida. Por estos motivos, es muy importante diagnosticar y tratar la depresión.

Teniendo en cuenta los datos epidemiológicos, la prevalencia de depresión variará en función del contexto donde se analice. Según el informe publicado por la OMS "Depresión y otros trastornos mentales comunes" (OMS, 2017), en 2015 en España un total de 2.408.700 personas tuvieron depresión (5,2% de la población) mientras que 1.911.186 personas tuvieron ansiedad (4,1% de la población). Hay que destacar que hay diferencias en cuanto a grupos de edad, siendo las cifras más destacadas las de personas mayores: más de 7,5% entre las mujeres de 55 a 74 años y del 5,5% entre los hombres.

¿QUÉ ES UNA DEPRESIÓN?

Sentirse triste, deprimido, bajo de ánimo o con dificultades para dormir no significa necesariamente sufrir una depresión. A lo largo de nuestra vida y en relación con los acontecimientos que vamos atravesando, experimentamos una extensa gama de sentimientos que abarcan desde la alegría hasta la tristeza.

Si nos adentramos en este abanico de emociones, la tristeza y el desánimo, entre otras, son experiencias humanas normales. Estos cambios en el estado de ánimo no deben confundirse con los que experimenta una persona deprimida.

Así pues, como destaca la "Guía de autoayuda para la depresión y los trastornos de ansiedad", para hablar de depresión como enfermedad tienen que cumplirse una serie de requisitos: estos sentimientos tienen que presentarse de forma casi continua durante un periodo superior a dos semanas, y tienen que causar un malestar importante en una o varias áreas de la vida diaria, como dificultad o imposibilidad para levantarse, ir a trabajar, acudir a las actividades sociales, reunirse en familia...

FACTORES DE RIESGO

La depresión, como la mayoría de enfermedades psíquicas, no solo está causada por un solo factor sino que es el resultado de un conjunto de mecanismos. Entre los principales factores de riesgo de depresión en los ancianos se encuentran: antecedentes familiares de depresión o antecedentes de episodios depresivos previos, sexo femenino, padecer enfermedades incapacitantes y crónicas, déficits sensoriales, polifarmacia, alcoholismo, ansiedad, trastorno de la personalidad, enfermedades dentro del vínculo familiar, viudedad, soltería o vivir solo, estar ubicado fuera del domicilio habitual como en el hospital o en una residencia, jubilación o pérdida del estatus socioeconómico, pérdidas recientes o escaso soporte social y familiar, entre otros (Servicio Andaluz de Salud, 2013).

SÍNTOMAS DE LA DEPRESIÓN

La depresión está caracterizada principalmente por un sentimiento de tristeza que puede expresarse a través del llanto. La persona que la padece pierde su propia autoestima presentando sentimientos de incapacidad e inutilidad. Se siente insegura, incapaz de hacer frente a los problemas cotidianos. Disminuye la capacidad para mantener sus actividades, disminuye su actividad psíquica y tiene dificultad para concentrarse, le falla la memoria y, en ocasiones, puede llegar a confundirse con una demencia.

Además, se pierde el interés por las cosas que antes entretenían, por la gente, y no tiene capacidad para disfrutar como antes. Son típicos los trastornos de sueño, de comida y la pérdida de apetito, lo cual puede llevar a un adelgazamiento importante.

Con frecuencia, está asociada a una serie de quejas somáticas como dolor de cabeza, mareos, molestias digestivas… a veces estos son el primer signo de depresión, pudiendo enmascararse y hacerle pensar que padece una enfermedad orgánica grave.

Es importante aprender a identificar las señales de amenaza de depresión para acudir al profesional sanitario y así poner medidas para evitar un avance de la enfermedad. Hay que tener en cuenta que estas señales son diferentes en cada persona, pero en muchas ocasiones se repiten en episodios depresivos recurrentes. De esta forma, es necesario reconocer la enfermedad en este grupo de población y rechazar la creencia de que la depresión es normal en la vejez.

Episodios depresivos

La duración de los episodios depresivos puede variar desde varias semanas a varios meses e incluso años, aunque la mayoría de los episodios depresivos duran menos de seis meses. Es posible una desaparición completa de todos los síntomas, es decir, una cura completa, aunque el riesgo de recurrencia después de la recuperación es muy alto (más del 50% de los casos). Cuando la persona está recibiendo tratamiento y se realiza un seguimiento adecuado, el riesgo de que los síntomas vuelvan a aparecer se reduce considerablemente, de ahí el interés de la atención temprana de la enfermedad.

Tratamiento

El tratamiento del anciano depresivo debe ser multidimensional, hay que tener en cuenta el contexto psicosocial. El tratamiento idóneo debe contemplar ineludiblemente la psicoterapia y el tratamiento farmacológico, muchas veces de manera conjunta (Blazer, 2003).

A pesar de los muchos tratamientos efectivos disponibles a día de hoy, muchas personas con depresión no buscan ayuda, debido a la vergüenza o a no reconocer la necesidad de tratamiento.

Es imprescindible conocer que la depresión es tratable, que el tratamiento consigue el alivio de los síntomas y que puede prevenir consecuencias graves. De la misma manera que otra enfermedad médica, cuanto más se demora el tratamiento, más díficil será tratarla. Aceptar el tratamiento propuesto no significa que la participación vaya a ser pasiva, ya que la curación de un trastorno psicológico requiere una implicación y un compromiso importante por parte del enfermo.

Como queda reflejado anteriormente, el tratamiento es esencial, pero también es de vital importancia "ayudarse a sí mismo/a"; esto ayudará a favorecer la eficacia del tratamiento, evitando que aparezcan de nuevo los síntomas. Así pues, la persona que padece depresión puede ayudarse a sí misma expresando sus sentimientos y aceptando la ayuda de los demás o intentando mantenerse activa haciendo ejercicio, actividades sociales o tareas domésticas. Otras recomendaciones son realizar una dieta saludable, evitar el consumo excesivo de café, té y otras sustancias tóxicas, dormir las horas necesarias, afrontar la causa, mantener una actitud positiva, evitar el estrés innecesario y valorar los afectos recibidos por la familia y amigos (Servicio Andaluz de Salud, 2013).

ANSIEDAD

La ansiedad es un síntoma frecuente en el anciano, aunque en ocasiones, y como ocurre con la depresión, se considere erróneamente como "algo asociado a la vejez". Es una sensación normal que se experimenta en momentos de peligro o preocupación, y sirve para poder reaccionar mejor en momentos difíciles. Sin embargo, cuando una persona se encuentra ansiosa con cierta frecuencia sin que parezca haber razón para ello, o cuando esa persona se tensa en exceso, entonces la ansiedad se convierte en un problema que produce sensaciones desagradables.

En general, entre el 15 y el 20% de la población española sufre un episodio de ansiedad cada año, y entre el 25 y el 30% lo padece al menos una vez a lo largo de su vida. La mayoría de estudios epidemiológicos encuentran que hasta un 20% de los ancianos presentan niveles patológicos de ansiedad. Este porcentaje se aumenta hasta un 29% en el caso de ancianos enfermos. Sin embargo, a pesar de esta alta incidencia, solo la mitad de los casos son correctamente diagnosticados, ya que muchas de estas personas solo presentan síntomas somáticos.

La palabra ansiedad describe la respuesta mental y física que se produce ante situaciones de peligro. Es un sentimiento difuso de aprensión, de temor hacia algo desconocido. Se trata de una reacción normal que experimenta casi todo el mundo en determinadas ocasiones, como antes de una prueba médica o al hablar en público. Podemos decir que es un mecanismo de defensa del organismo y, por tanto, no necesariamente y en todos los casos es negativo.

Por tanto, como la ansiedad es una reacción normal ya que un cierto grado de la misma ante situaciones nuevas puede ser favorable o adaptativo, el objetivo del tratamiento no es hacer que desaparezca, sino "aprender a controlarla y reducirla a niveles manejables y adaptativos, es decir, se trata de vivir con menos ansiedad y no de vivir sin ansiedad" (Gobierno Vasco, 2002).

"La ansiedad se convierte en un problema cuando no cumple una función adaptativa o cuando por su intensidad, cualidad o duración es desproporcionada y excede los límites aceptables para el individuo. Es decir, cuando los síntomas son graves y desagradables, duran mucho tiempo, ocurren con demasiada frecuencia, aparecen ante situaciones que no deberían ser estresantes e impiden hacer lo que queremos hacer" (Organización Médica Colegial de España, 2003).

SÍNTOMAS DE ANSIEDAD

Cuando una persona sufre ansiedad, se producen una serie de síntomas y sensaciones que se traducen en manifestaciones físicas y psíquicas que afectan a los diferentes órganos y sistemas. Los síntomas son muy desagradables, y algunas veces aparecen sin razón aparente, de manera que las personas pueden pensar que padecen un problema físico grave o que algo terrible les va a suceder. Es importante saber que estos síntomas no son peligrosos y no le harán ningún daño, aunque sean graves:

- Síntomas cardiocirculatorios: palpitaciones, taquicardia, opresión torácica, sensación de paro cardiaco…
- Síntomas gastrointestinales: sensación de nudo en el estómago, náuseas, vómitos, diarrea o estreñimiento, alteraciones del apetito…
- Síntomas respiratorios: dificultad al respirar con sensación de falta de aire, sensación de ahogo, suspiros, tos nerviosa… Es frecuente la hiperventilación.
- Síntomas genitourinarios: micción imperiosa, micción aumentada en la noche, dolor al orinar, trastornos de la función sexual…
- Síntomas neurológicos: mareos, vértigos, cefalea, inestabilidad, temor…
- Síntomas musculares: debilidad física, sensación de flojedad en las piernas…
- Síntomas vegetativos: sequedad de boca, palidez, sofocos, sudoración, frialdad cutánea…
- Sensación de tensión: nerviosismo, inquietud, preocupación…

- Alteraciones cognitivas: disminución de la atención y de la memoria, dificultad para concentrarse...
- Alteraciones del sueño: retraso de conciliación, interrupciones por despertares, pesadillas, cansancio o sensación de sueño no reparador.
- Alteraciones del comportamiento: mal humor, actitud de hipervigilancia (Organización Médica Colegial de España, 2003).

¿QUÉ CAUSA ANSIEDAD?

Hay muchos posibles factores desencadenantes, aunque con frecuencia la ansiedad se inicia durante los periodos de estrés. Algunas personas son más vulnerables y tienen mayor predisposición a padecerla.

Para el anciano, por las limitaciones físicas, psíquicas o sociales que puede presentar, la ansiedad forma parte de muchos de los sucesos que tiene que afrontar a lo largo de la vida. La soledad, los problemas económicos, el cambio de domicilio, una nueva enfermedad e incluso una emoción intensa, aun siendo positiva, pueden desencadenar un cuadro de ansiedad.

Aun así, hay muchas causas de ansiedad y varían de unas personas a otras. Unas personas tienen ansiedad porque tienden a reaccionar de manera exagerada ante las dificultades; otras, debido a un acontecimiento especialmente desagradable; en otros casos, debido a la aparición de un problema importante o a la acumulación de pequeños problemas; e incluso la ansiedad puede aparecer justo cuando se han resuelto los problemas y se esperaba que la persona se encontrase mejor.

Ante la variedad de causas, es importante reflexionar para poder descubrir cuál es la causa que la origina y así poder hacer frente a los problemas.

¿QUÉ HACER PARA CONTROLAR LA ANSIEDAD?

Como ya hemos descrito, la ansiedad no es una enfermedad y, por lo tanto, no se puede curar. Es una respuesta normal del organismo, por lo que el objetivo principal será impedir que siga aumentando y aprender a regularla. Para ello, es importante hacer ejercicio físico (ir a pasear, natación…), decidir qué cosas es necesario hacer y qué cosas se pueden aplazar para evitar hacerlo todo a la vez, encontrar tiempo para uno mismo y disfrutar de él, ponerse objetivos realistas y alcanzables y observar y aprender qué ocurre cuando empieza la ansiedad para poder realizar un control de los síntomas.

La familia es un pilar fundamental para la recuperación de una persona que padece un trastorno de ansiedad. Debe ofrecer apoyo y no culpabilizar a la persona por no saber controlar sus nervios.

Recuperarse de un trastorno de ansiedad no es inmediato; hay que tener en cuenta que esta recuperación puede tener altibajos, con días o momentos peores que forman parte del proceso de evolución de mejoría.

CAPÍTULO 9
INDEPENDENCIA Y AUTONOMÍA

El mantenimiento de la independencia y la autonomía en edades avanzadas es uno de los principales retos a los que debe enfrentarse la sociedad; especialmente en los países más desarrollados, donde la población está más envejecida y las personas viven más años. Este incremento en la esperanza de vida trae consigo un aumento en la dependencia de los más mayores. Por esta razón, resulta importante responder a las necesidades de aquellas personas que se encuentran en esta situación de dependencia para que puedan llevar a cabo las actividades más básicas de la vida diaria y tener la mayor autonomía posible.

Se sabe que los ancianos constituyen el sector de la población más vulnerable y en el que se concentra un mayor riesgo de dependencia, lo que ocasiona que realicen un mayor consumo de recursos sanitarios y sociales. Cuando llegamos a mayores, son muchas las causas que nos pueden llevar a depender de otras personas para el desarrollo de las actividades de la vida diaria. La pérdida de autonomía en los más mayores es un problema importante que no solo tiene repercusiones en la persona afectada, sino también en su entorno familiar. Principalmente son las familias las que pasarán a asumir los cuidados necesarios para que la persona conserve la mayor autonomía posible.

La edad en sí misma no es una causa de dependencia, sino la enfermedad. La mayor parte de las personas dependientes padecen algún tipo de enfermedad crónica y, en definitiva, la dependencia es el producto de la combinación de diferentes cambios fisiológicos relacionados con la edad, las enfermedades crónicas y algunos procesos agudos que, además, están influidos por el entorno psicosocial, ambiental y sanitario. Por tanto, la dependencia no es una consecuencia exclusiva de la edad, sino que está asociada a otros factores sobre los que sí se puede intervenir, tanto para el hecho de evitar la aparición de la dependencia como para frenar su evolución.

Actualmente, la Ley 39/2006, del 14 de diciembre, de Promoción de la Autonomía Personal y Atención a las Personas en Situación de Dependencia regula las condiciones básicas de promoción de la autonomía personal y de atención a las personas en situación de dependencia mediante la creación de un Sistema para la Autonomía y Atención a la Dependencia (SAAD). En su artículo 21 establece las bases que por ley se llevan a cabo para la prevención de las situaciones de dependencia: "Tiene por finalidad prevenir la aparición o el agravamiento de enfermedades o discapacidades y de sus secuelas, mediante el desarrollo coordinado, entre los servicios sociales y de salud, de actuaciones de promoción de condiciones de vida saludables, programas específicos de carácter preventivo y de rehabilitación dirigidos a las personas mayores y personas con discapacidad y a quienes se ven afectados por procesos de hospitalización complejos [...] con especial consideración de los riesgos y actuaciones para las personas mayores".

En dicha ley solo se mencionaba la asistencia a la dependencia ya establecida y no el carácter preventivo de la misma, cuando no se debe olvidar que evitar la aparición de dependencia es tanto o más importante que tratarla, y que hacerlo cuando es reciente y potencialmente reversible es mucho más efectivo que cuando ya está establecida.

También resulta necesario reforzar los dispositivos asistenciales disponibles para las personas con una gran dependencia, sin dejar en segundo plano los esfuerzos que se deben realizar para evitar la dependencia o para la recuperación cuando la dependencia es reversible, por lo que aquellas intervenciones que tengan como principal objetivo la prevención temprana y rehabilitadora deben ocupar un lugar prioritario.

La autonomía es la capacidad de las personas para realizar actividades cotidianas, administrar su vida, así como tomar decisiones sobre aspectos importantes sin la ayuda de terceros. Tanto la discapacidad como la dependencia son dos procesos que la ponen en riesgo. Por ello, vamos a hablar sobre qué son estos dos conceptos y cuáles son sus causas.

Entendemos por dependencia la necesidad que una persona tiene de otras para poder satisfacer algunas necesidades básicas de la vida que de otra manera no podrían ser cubiertas. Es un concepto que puede definirse a partir de cuatro dimensiones diferentes: física, mental, social y económica. Así pues, la Ley 39/2006, de 14 de diciembre, de Promoción de la Autonomía Personal y Atención a las Personas en situación de Dependencia en el artículo 2.2 define la dependencia como "el estado de carácter permanente en que se encuentran las personas que, por razones derivadas de la edad, la enfermedad o la discapacidad, y ligadas a la falta o a la pérdida de autonomía física, mental, intelectual o sensorial, precisan de la atención de otra u otras personas o ayudas importantes para realizar actividades básicas de la vida diaria o, en el caso de las personas con discapacidad intelectual o enfermedad mental, de otros apoyos para su autonomía personal". Hay diferentes tipos de dependencia, y puede darse en diferentes grados.

La dependencia física impide realizar nuestras funciones corporales y básicas de la vida diaria como son la higiene, la alimentación, las tareas domésticas o el control de esfínteres para ir al aseo. La dependencia social puede implicar depender de una o varias personas emocionalmente para refugiarnos en ellas ante una pérdida humana. También se puede perder la capacidad de tomar decisiones por uno mismo, esto sería una dependencia mental. Y, por último, la dependencia económica tiene lugar cuando una persona deja de ser "activa" económica y laboralmente, para pasar a ser parte de la población "inactiva" o "dependiente". La Ley de Promoción de la Autonomía Personal y Atención a las Personas en situación de Dependencia previamente mencionada establece los siguientes grados de dependencia:

- Grado 1 o dependencia moderada: cuando la persona necesita ayuda en una o varias actividades de la vida diaria, al menos una vez al día.
- Grado 2 o dependencia severa: cuando la persona necesita ayuda para realizar varias actividades de la vida diaria dos o tres veces a día, pero no requiere la presencia continua de un cuidador.
- Grado 3 o gran dependencia: cuando la persona necesita ayuda para realizar distintas actividades básicas de la vida diaria varias veces al día y, por su pérdida total de autonomía mental o física, necesita la presencia indispensable y continua de otra persona.

Si la persona ha cambiado ciertas costumbres en relación con algunos hábitos, convendría buscar la ayuda de un profesional. Algunas de las señales que pueden indicarnos una situación de dependencia son las siguientes funciones corporales:

- Es incapaz de servirse y comer sola.
- Ha dejado de salir a la calle por sentirse incapaz.
- Tiene dificultades para desplazarse por su propia casa.
- Ha dejado de tener un aseo frecuente y eficaz, se lava ciertas partes del cuerpo con dificultad consciente o inconscientemente.
- No es capaz de vestirse correctamente sola, o bien necesita ayuda para determinadas labores, como anudarse los cordones de los zapatos o abotonarse una camisa.

- Tiene que obligarse a ir al retrete porque tiene problemas de defecación.
- Tiene pérdidas de orina o de heces.

Existe una interrelación entre salud y dependencia; por lo tanto, es importante llevar hábitos de vida saludables para evitar la dependencia. Si ya se ha llegado a la dependencia, unos cuidados sanitarios y sociales adecuados son esenciales para la adaptación de la persona a la situación y que no agrave, mejorando su calidad de vida.

La dependencia, la discapacidad y la pérdida de autonomía son conceptos independientes, aunque todos ellos son situaciones muy similares en cuanto a su impacto en la vida de las personas.

En el caso de la discapacidad, actualmente existen diferentes enfoques y perspectivas en relación con este concepto debido a las diferentes culturas y a los diferentes niveles de compromiso de las entidades, ciudadanos y gobiernos para proporcionar entornos accesibles y para garantizar la inserción sociolaboral de este colectivo, entre otras razones.

FIGURA 10
FACTORES QUE CONDICIONAN LA DISCAPACIDAD

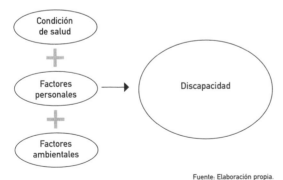

Fuente: Elaboración propia.

La OMS, con el fin de proporcionar un solo concepto, establece la Clasificación Internacional del Funcionamiento, de la Discapacidad y de la Salud (CIF), que define la discapacidad como un "término genérico que abarca deficiencias, limitaciones de la actividad y restricciones a la participación. Se entiende por discapacidad la interacción entre las personas que padecen alguna enfermedad (por ejemplo, parálisis cerebral, síndrome de Down y depresión) y factores personales y ambientales (por ejemplo, actitudes negativas, transporte y edificios públicos inaccesibles y un apoyo social limitado)".

La OMS recomienda medir la salud en las personas mayores en términos de función y, más concretamente, en términos de funcionalidad. Las personas mayores presentarán un mejor o peor grado de salud en relación con la situación funcional, es decir, en relación con el mayor o menor grado de discapacidad o de dependencia.

Existen tres tipos de discapacidad. La discapacidad física es aquella que se origina en el cuerpo, miembros y órganos de la persona. Por otro lado, están las discapacidades que afectan a los aparatos sensitivos, como la vista y la audición, y algunas estructuras relacionadas con el lenguaje, como es la garganta. Y, por último, las discapacidades psíquicas, causadas por algún tipo de retraso o enfermedad mental.

Algunos tipos de discapacidad son potencialmente reversibles y no implican importantes niveles de dependencia. En estos casos, es posible intervenir con éxito.

Además de la rehabilitación física y el tratamiento médico pertinente para la enfermedad o accidente causante de la discapacidad, existen otras intervenciones muy eficaces para paliar o, incluso, en ocasiones, eliminar las consecuencias que derivan de esa discapacidad, sobre todo aquellas que se presentan en forma de necesidad de ayuda de otras personas. Claramente es importante intervenir sobre aquellas actividades cotidianas que la persona realiza con dificultad o que ya no puede llevar a cabo por sí misma. Si se consigue que la persona pueda realizar nuevamente estas actividades o algunas de ellas, los beneficios en relación con la autonomía serán notables en poco tiempo.

Para la recuperación de las actividades, primeramente se debe realizar un análisis de la conducta de la persona, es decir, ver con detenimiento qué es lo que la persona puede hacer y lo que no puede hacer, el grado de dificultad con el que lleva a cabo ciertas actividades y a qué se asocian esas capacidades o incapacidades.

Por todo esto, es fundamental tener conocimiento sobre la dependencia en la vejez y sus consecuencias y poner las medidas preventivas o compensatorias necesarias para salvaguardar la autonomía de la persona el máximo tiempo posible.

CAPÍTULO 10
VINCULACIÓN Y PARTICIPACIÓN SOCIAL

Históricamente la vejez se ha asociado con una etapa de retiro. Sin embargo, la manera de entender esta fase vital ha evolucionado en los últimos años, debido a que la sociedad ha incorporado nuevas formas de comprender el proceso de envejecimiento, alejándose cada vez más del concepto de persona mayor entendida como un sujeto pasivo con limitaciones en las actividades de la vida diaria. Actualmente, se percibe a los mayores como una generación de personas con una experiencia significativa y con posibilidades de mantenerse socialmente activas y participativas. De esta manera, tiene sentido hablar de la vejez como una etapa activa, ya que la esperanza de vida ha aumentado, y con ella la longevidad de la población.

Tener un estilo de vida activo implica mucho más que realizar actividad física o trabajar; incluye participar en la sociedad, ya sea relacionándose con otras personas, en las actividades sociales o culturales que se desarrollan en la comunidad, en actividades religiosas o espirituales o en los temas cívicos que sean del interés de la persona.

Envejecemos a lo largo de la vida, y durante este proceso vamos participando en diferentes espacios sociales como la escuela, el trabajo, la familia, asociaciones... Por tanto, tenemos que tener claro que este momento del ciclo vital no es una excepción, sino que puede convertirse en una oportunidad para hacer todas aquellas cosas que antes no podían hacerse por falta de tiempo, como el cuidado de los nietos, el apoyo informal de amigos, el voluntariado, la atención a familiares dependientes...

Los cambios sociales acaecidos durante el proceso de envejecimiento son los cambios referidos al papel o rol del anciano, tanto en el plano individual como en el familiar o en el rol de la comunidad. Esta etapa de desarrollo individual va a estar ligada a la vivencia de su propio envejecimiento y a la capacidad para aceptar y adaptarse al mismo. Por tanto, hablar de participación es reconocer la importancia que en los últimos años ha tomado el rol y las acciones que deben cumplir las personas en la sociedad.

CAMBIOS DE ROL EN LA COMUNIDAD

De manera ordinaria, a los 65 años la persona queda socialmente desligada de su profesión, dando paso a un periodo que se caracteriza por tener mucho tiempo y "poco" que hacer. A pesar de que pueden existir problemas crónicos, el 81% de los ancianos es físicamente capaz de valerse por sí mismo y no necesita ayuda. Tras la jubilación, muchas personas mayores desean mantenerse activas y seguir siendo útiles tanto para la sociedad como para sí mismas.

Se pueden distinguir tres fases en el proceso de la jubilación: la primera es previa al retiro y, para algunas personas, coincide con la creación de expectativas principalmente positivas ligadas al deseo de descanso, mientras que otras la viven como un descanso forzado. En la segunda fase, ya jubilada la persona, esta comienza a darse cuenta del desconcierto y es realmente consciente de su situación. La tercera y última fase es de desencanto para unos y de acomodación positiva para otros.

Como se puede observar, el salto a esta etapa puede suponer cambios trascendentales. Para ello, es importante que se realice una buena adaptación a la jubilación, que se ve favorecida si se dan una serie de factores como tener intereses fuera del trabajo, tener amistades, que exista una relación matrimonial y familiar, que la familia viva cerca del domicilio, ausencia de enfermedades o déficit cognitivo, no tener preocupaciones económicas y tener una actitud positiva ante la jubilación.

Puede haber un cambio en el rol social si, por ejemplo, una persona mayor sufre una fractura y no puede acudir con regularidad a la actividad social que desempeña habitualmente en el centro de su barrio. Al mismo tiempo, también sufrirá un cambio en la habilidad de proporcionar apoyo si esta persona no puede recoger a sus nietos del colegio. Paralelamente, se desarrollará un cambio en el rol familiar, ya que la persona tendrá limitaciones en la vida cotidiana que le dificultarán cocinar y dejará de invitar a sus hijos a comer los domingos, que era el día de reunión familiar. Todas estas condiciones darán lugar a un aumento en las necesidades de apoyo social; es decir, esta persona necesitará apoyo y las personas de su entorno (familiares cercanos, amigos y vecinos) se movilizarán para proporcionársela.

En las personas mayores, todos estos cambios implican la necesidad de adaptarse y pueden ser vividos de diferentes maneras. Teniendo en cuenta ambos extremos, pueden afectar a la autoestima, causando malestar, o pueden afrontarse con una actitud flexible, permitiendo adaptarse de manera positiva a la nueva situación.

APOYO SOCIAL

El apoyo social son las relaciones interpersonales que implican ayuda, afecto y afirmación. Se pueden distinguir diferentes tipos de apoyo social, teniendo en cuenta que, en la vida práctica, las características de cada tipo son interdependientes, se pueden combinar y se determinan mutuamente:

Apoyo emocional: consiste en transmitir afecto, confianza, cariño, escuchar, mostrar empatía y reconocimiento, hacer compañía, compartir vivencias…

Apoyo cognitivo: se trata de proporcionar información, dar consejos, intercambiar opiniones…

Apoyo instrumental: se fundamenta en proporcionar asistencia física, ayudar a hacer recados o a realizar tareas domésticas, ayudar en los desplazamientos…

Apoyo material: basado en prestar o dar dinero, alojamiento, comida, ropa…

FIGURA 11
TIPOS DE APOYO SOCIAL

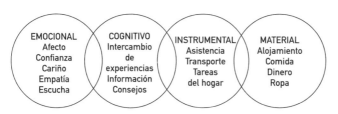

Fuente: Elaboración propia a partir de Del Valle Gómez y Coll i Planas, 2011.

Según los diferentes tipos de apoyo social anteriores, podemos describir las distintas redes sociales de apoyo:

- Primarias: conformadas por familia, amigos y vecinos.
- Secundarias o extrafamiliares: conformadas por el mundo externo a la familia, como grupos de actividades sociales, organizaciones civiles, sociales o religiosas, relaciones laborales, etc.
- Institucionales o formales: integradas por el conjunto de organizaciones en los diferentes niveles (nacional, autonómico, provincial y municipal).
- También se pueden distinguir otras fuentes de apoyo a las personas mayores: el sistema de apoyo informal está formado por redes familiares y de amigos mientras que el sistema de apoyo formal está constituido por organismos y profesionales que suministran servicios.

FIGURA 12
TIPOS DE FUENTES DE APOYO

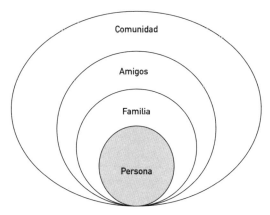

Fuente: Elaboración propia.

En definitiva, al hablar de redes sociales de apoyo y bienestar de las personas mayores hay que tener cuenta que las distintas expresiones de redes sociales contribuyen al bienestar de las personas adultas por las siguientes razones:

- Brindan los apoyos que las personas requieren.
- Estructuran y dan sentido para desempeñar roles sociales.
- Incentivan la sensación de pertenencia a un grupo.
- Promueven la integración social.
- Valoran positivamente a la persona en cuanto a que es capaz, valiosa e importante.
- Facilitan compartir información sobre comportamientos saludables.
- Proporcionan fortaleza para afrontar momentos críticos de la vida.
- Disminuyen la percepción de soledad y aislamiento, y reducen así la incidencia de enfermedades mentales.
- Reducen los riesgos de morbilidad y mortalidad al promover mayor proximidad entre las personas.
- Generan sentimientos de seguridad y utilidad.

CONCLUSIÓN

El envejecimiento es un proceso que comienza desde el nacimiento y se caracteriza por diferentes cambios en niveles físicos, mentales, individuales y colectivos. Estos cambios definen a las personas cuando ya están mayores, pero debemos ver esta etapa vital como un proceso natural, inevitable y no ligado a estereotipos. Es una etapa de la vida para crecer y continuar aprendiendo; sin embargo, la conquista de la longevidad no debe entenderse como sinónimo de salud.

La población, hasta el momento actual, no había alcanzado edades tan avanzadas y esto conlleva, como hemos visto, importantes consecuencias en la sociedad, la sanidad, la economía e incluso la esfera política. Por este motivo, es importante abordar el envejecimiento demográfico desde un enfoque multidisciplinar considerando, en todo momento, la opinión de los ancianos.

Así, el envejecimiento activo es una estrategia creada para contrarrestar el envejecimiento de la población. Incluye intervenciones con diferentes estrategias que influyen de forma positiva en los determinantes del envejecimiento activo, como el género y la cultura, la salud, los servicios sociales, los factores económicos, el ambiente físico, los factores personales y de comportamiento y el ambiente social. Estas intervenciones conllevarán una mejor calidad de vida para las personas mayores.

Por todo esto es importante tener en cuenta las estrategias de promoción de la salud y prevención de la enfermedad. En el caso de la promoción, existen programas cuyo objetivo es mejorar la salud de la población, que constituyen una de las estrategias más eficaces y rentables dentro del ámbito de la salud pública. Con estos programas se pretende capacitar a los individuos y a la comunidad, facilitando el acceso a la información, el desarrollo de habilidades prácticas y la potenciación de la responsabilidad en las elecciones sobre la propia salud, de forma que los ciudadanos puedan optar por estilos de vida saludables.

Cabe destacar que la promoción de la salud no es solo responsabilidad de los profesionales sanitarios, sino una estrategia que vincula a las personas mayores con sus entornos y que tiene como objetivo crear un futuro saludable combinando la elección personal con la responsabilidad social. De esta forma, la promoción de la salud comprende la educación sanitaria, el asesoramiento y las condiciones favorables de vida.

Por su parte, la prevención de la enfermedad tiene un papel igual de importante, ya que es fundamental poner en marcha medidas y técnicas con el fin de evitar la aparición de enfermedades. Prevenir implica anticiparse a situaciones indeseables a través de la realización de acciones que promuevan el bienestar y reduzcan los riesgos de enfermedad.

Cuando llegamos a mayores, son muchas las causas que nos pueden llevar a depender de otras personas para el desarrollo de las actividades de la vida diaria. La mayor parte de las personas dependientes padecen algún tipo de enfermedad crónica. Es importante, por lo tanto, hacer todo lo que esté en nuestra mano para evitar llegar a situaciones de dependencia, llevando hábitos de vida saludables —existe una clarísima interrelación entre salud y dependencia— y, si el anciano ya ha alcanzado la situación de dependencia, unos cuidados sanitarios y sociales adecuados son esenciales para mejorar su adaptación a la situación y su calidad de vida, y para impedir que su estado se agrave.

De este modo, llegamos a la conclusión de que el envejecimiento puede considerarse un avance y al mismo tiempo un gran desafío, ya que el objetivo es aumentar la calidad de vida y mantener la independencia y la autonomía de las personas con edad avanzada con el fin de que puedan disfrutar de esa prolongación de la vida. Por tanto, la promoción y la prevención de la salud tienen un papel importante para alcanzar más años de vida con buena salud y libres de enfermedad.

BIBLIOGRAFÍA

Ardanaz Mansoa, M. P. (2015): "Formas sólidas de administración oral: ¿se pueden abrir, partir, triturar...?", *Boletín Terapéutico del Consejo de Farmacéuticos del País Vasco*, 28, sup. 1, pp. 1-12.
ASANEC (2007): "Guía de atención a personas con incontinencia urinaria" (disponible en http://bit.ly/2GrHlrx).
Benavides-Caro, C. A. (2017): "Deterioro cognitivo en el adulto mayor", *Revista Mexicana de Anestesiología*, 40, supl. 2, pp. 107-112.
Blasco, M. A. y Pérez Díaz, J. (2011): *Envejecimiento*, CSIC-Catarata, Madrid.
Blazer, D. G. (2003): "Depression in late life: Review and commentary", *The journals of gerontology. Series A, Biological sciences and medical sciences*, 58, supl. 3, pp. 249-265.
Cruz, E. *et al.* (2014): "Caídas: revisión de nuevos conceptos", *Revista HUPE*, 13, supl. 2, pp. 86-95.
Cabrera, I y Montoro, I. (2009): "Ansiedad y envejecimiento", *Revista Española de Geriatría y Gerontología*, 44, supl. 2, pp. 106-111.
Carretero Orcoyen, M. *et al.* (2015): *Enfermería geriátrica. Aspectos médico-legales*, Díaz de Santos, Madrid.
Cerri, C. (2015): "Dependencia y autonomía: una aproximación antropológica desde el cuidado de los mayores", *Athenea Digital*, 15, supl. 2, pp. 111-140.
Clemente, Y. *et al.* (2015): "Memoria, funciones ejecutivas y deterioro cognitivo en población anciana", *European Journal of Investigation in Health*, 5, supl. 2, pp. 153-163.
Del Valle Gómez, G. y Coll i Planas, L. (2011): "Relaciones sociales y envejecimiento saludable", Institut de l'Envelliment de la Universitat Autònoma de Barcelona FICE-UAB, Fundació Agrupació Mútua, Barcelona (disponible en http://bit.ly/2DYMjxp).
Gobierno Vasco (2002): "Ansiedad. Cómo controlarla" (disponible en https://bit.ly/2JlC7oN).

FEDELAT (2015): "Guía FEDELAT para el manejo de los cuadros habituales de dolor en la práctica médica en latinoamérica", *Neurotarget*, 9, supl. 3.

FUNDACIÓ JOSEP LAPORTE: "Guía del manejo del dolor" (disponible en http://bit.ly/2FmZPYH).

FUNDACIÓN JORGE QUERALTÓ: "Guía para personas cuidadoras" (disponible en http://bit.ly/2BzMSZo).

GARCÍA-GONZÁLEZ, J. J. et al. (2018): "Guía para el diagnóstico y tratamiento de la incontinencia urinaria en adultos mayores", *Revista Médica del Instituto Mexicano de Seguro Social*, 46, supl. 4, pp. 415-422.

IMSERSO (2008): "La participación social de las personas mayores" (disponible en http://bit.ly/2zMPLGc).

— (2011): "Libro blanco del envejecimiento activo" (disponible en http://bit.ly/2rP68Cj).

— (2017): "Guía de nutrición de personas con disfagia" (disponible en https://bit.ly/2J6FIQn).

MÉNDEZ BAQUERO, R. et al. (2006): "Guía para familiares de enfermos de Alzheimer: 'Querer cuidar, saber hacerlo'" (disponible en https://bit.ly/2KbYxGJ).

MILSOM, I. et al. (2014): "Global prevalence and economic burden of urgency urinary incontinence: A systematic review", *European Urology*, 65, pp. 79-95.

MINISTERIO DE SANIDAD Y POLÍTICA SOCIAL (2009): "Guía de práctica clínica para el manejo de pacientes con insomnio en Atención Primaria" (disponible en http://bit.ly/2ElkTiX).

MURPHY S., I. (1982). "The post-fall syndrome. A study of 36 elderly patients", *Gerontology*, 28, pp. 265-270.

ORGANIZACIÓN MÉDICA COLEGIAL DE ESPAÑA. MINISTERIO DE SANIDAD Y CONSUMO (2003): "Guía de buena práctica clínica en depresión y ansiedad" (disponible en https://bit.ly/2HZkyV6).

— (2007): "Guía de buena práctica clínica en incontinencia urinaria" (disponible en http://bit.ly/2Eh2S5f)

OMS (1986): "Carta de Ottawa para la promoción de la salud" (disponible en https://bit.ly/1AQS2Zu).

— (2015): "Informe mundial sobre el envejecimiento y la salud" (disponible en http://bit.ly/1NyqJiQ).

— (2017): "Depresión y otros trastornos mentales comunes" (disponible en https://bit.ly/2Hn1Byt).

— (2018): "Caídas" (disponible en https://bit.ly/2lECBFw).

OPS/OMS (2002): "Guía clínica para la atención primaria de las personas adultas mayores", p. 169.

REXACH CANO, L. et al. (1999): "Incontinencia urinaria", *Información Terapéutica del Sistema Nacional de Salud*, 23, pp. 149-159.

RODRÍGUEZ RIVERA, L. (2005): "Incontinencia urinaria en el adulto mayor", *GeroInfo*, RNPS 2110, 1, supl. 1.

ROSALES ZÁBAL, J. M. et al. (2012): "Disfagia orofaringea", *RAPD online*, 35, supl. 1, pp. 29-35.

SALLERAS, L. (1985): *Educación sanitaria: principios, métodos y aplicaciones*, Díaz de Santos, Madrid.

SERVICIO ANDALUZ DE SALUD (2013): "Guía de autoayuda para la depresión y los trastornos de ansiedad" (disponible en http://bit.ly/2ASna2V).

SERVICIO DE MEDICINA FÍSICA Y REHABILITACIÓN, PARC DE SALUT MAR (2014): "Guía para pacientes con disfagia" (disponible en http://bit.ly/2FX95n8).

TORRALBA, A. et al. (2014): "Situación actual del dolor crónico en España: iniciativa 'Pain proposal'", *Revista de la Sociedad Española del Dolor*, 21, supl. 1, pp. 16-22.

INSTITUTO DE SALUD CARLOS III

Es el principal Organismo Público de Investigación de nuestro país en el ámbito de ciencias de la salud.

Sus principales funciones son el fomento y desarrollo de una investigación de excelencia y altamente competitiva, tanto a través de su papel como agencia de financiación de la investigación como por medio de la investigación que realizan sus propios centros, y la prestación de servicios de referencia de soporte al Sistema Nacional de Salud y al conjunto de la sociedad.

Con una trayectoria de treinta años de investigación en ciencias de la salud y prestación de servicios de referencia, es además el organismo gestor de la Acción Estratégica en Salud en el marco del Plan Estatal de I+D+i.